U0215950

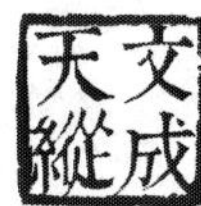
文成天縱

李鴻濤 主編

中醫古籍稀見稿抄本輯刊

ZHONGYI GUJI XIJIAN GAO-CHAOBEN JIKAN

广西师范大学出版社
GUANGXI NORMAL UNIVERSITY PRESS
·桂林·

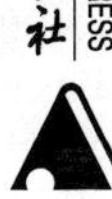

第六十册目録

九、養生

壽命無窮八卷（卷八）

不著撰者

清抄本

壽命無窮

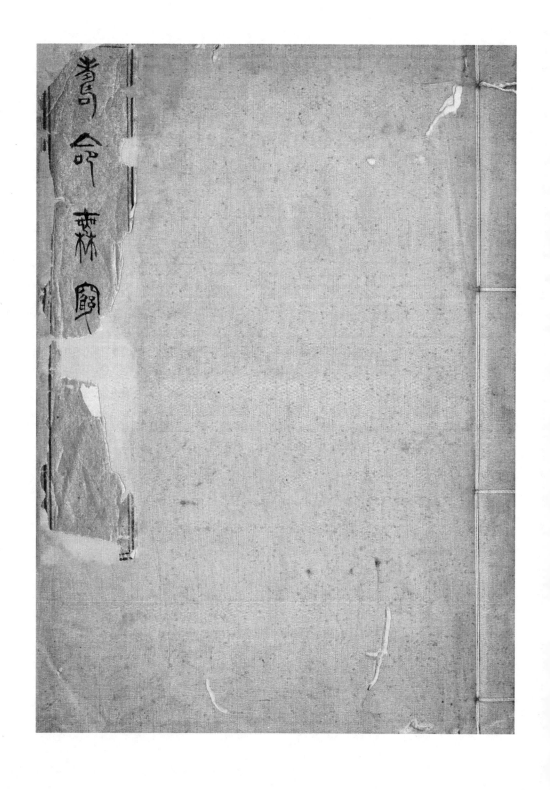

壽命無窮卷之八

瘧症論

夫瘧者往來寒熱進退不已病勢如淩虐人之狀所以因其名而爲瘧也内經曰瘧之爲病無痰不成蓋瘧者痰症也又曰夏傷於暑秋必痎瘧因遇悽愴之小寒藏於腠裏皮膚之中致秋後遇風邪閉而不出舍於腸胃之外以榮衛並行晝行於陽夜行於陰並則病作離則病止併於陽則熱併於陰則寒輕則日作受病淺也深則間日作又云春傷於濕秋成間日最深則三

日作經又云冬傷於寒秋成三日或有二日連發治一日者氣血俱病也但其症有外感内傷陰陽臟腑之别有温瘧風瘧食瘧單瘧寒瘧濕瘧牡瘧牝瘧痰瘧之異耳温瘧者先熱後微寒不甚自汗惡風心煩少睡寒熱不大因暴喜傷心耗散心氣名曰心瘧風瘧者熱長寒短筋脉揪縮無汗惡風由蓄怒傷肝氣欝不舒名曰肝瘧食瘧者寒熱相停飲食無味嘔吐痰沫由思傷脾氣欝痰結而不散名曰脾瘧單瘧者但熱而不寒咳嗽而嘔痰涎肌肉消瘦由憂傷肺氣欝痰凝結名曰肺瘧寒瘧者無汗惡寒體重面慘先寒後熱腰疼足冷由精髓内耗失志傷腎

名曰腎瘧濕瘧者身體重痛不能轉移嘔吐腹脹冷汗多出者也牡瘧者寒多而不熱氣虛而泄悽慘振振者也牝瘧者由飲食不節飢飽勞傷表裏俱虛蓄痰而發先寒後熱也痰瘧者連歲不已脾家有積元本空虛痰升而發東垣云寒瘧屬太陽熱瘧屬陽明風瘧屬少陽在三陰經則不分總曰濕瘧又曰作於子午卯酉者少陰瘧也寅申巳亥者厥陰瘧也辰戌丑未者太陰瘧也蓋三日一作耳又有不內外因而發疫瘧者一歲之間長幼相似者爲疫瘧也又有鬼瘧者夢寐不祥多生恐怖是也又有勞瘧者經年不瘥前後復發微勞不任亦有數載不痊結

成癥癖在腹脇間或升或伏名曰老瘧又爲瘧母亦有瘴瘧者因受嵐瘴溪源蒸毒之氣乍熱乍寒乍有乍無自嶺以南地毒苦炎燥濕不常人多瘴瘧其狀血乘上焦病欲來時令人迷困甚則發躁狂妄亦有啞不能言者皆由敗血瘀於心毒涎聚於脾者也又有傷寒往來寒熱如瘧勞病往來寒熱亦如瘧謂之似瘧非真瘧耳然傷寒寒熱如瘧初必惡風寒發熱頭痛體疼自太陽經而來勞病寒熱如瘧初必五心煩熱倦怠咳嗽久乃成寒熱與正瘧自必不同諸病皆有寒熱如失血痰飲癥瘕積聚小腸癩疝風寒暑濕食傷發勞脚氣瘡毒産後氣虚血虚俱

有往來寒熱似瘧非瘧或一日二三度而發並作虛治經曰陽虛則惡寒陰虛則發熱此氣血之虛非真瘧之同治也大凡寒熱發作有期者瘧也無期者雜病也善治者察其受病之淺深寒熱之多寡時日之炎涼元氣之虛實發於氣分則早故治速發於血分則晏故治緩發於三日之陰瘧其袪除更不易宜補虛而提陽分方可治之如汗多者要無汗扶正爲主無汗者使有汗發散爲先痰勝者則豁痰爲急寒重者則驅寒爲先熱盛者則清熱爲要氣虛則補氣血虛則補血其來不可迎其去方可追必候氣體寧靜參之以脉投以對症之藥則邪自退也脉

經曰瘧脉多弦弦遲多寒弦數多熱隨時變遷此論瘧脉者所當知也

瘧證辨案

有人發瘧先腰痛頭疼且重寒從背起先寒後熱熱如火熾熱止汗出而不即乾遍身骨節無不痠痛小便短赤左尺與少陽脉弦滑右關脉緊人以爲脾中之寒濕而成瘧也誰知是太陽膀胱經之瘧乎夫風邪從太陽經而入即成瘧也惟是冬月風邪入太陽而成傷寒若夏秋風邪入太陽而成瘧耳或有冬傷於寒不即病寒氣伏藏於經絡至秋亦成瘧也故內經云冬傷於

寒秋成三日正此是也或有夏秋風邪雖入太陽而變別病者亦有之矣蓋冬月之風乃至寒之風夏令之風乃至熱之風是風自不同而病亦異總之無痰無食無暑濕之氣不能成瘧惟是暑邪與寒濕作祟裹住痰食不化行於陰而作寒行於陽而作熱也夫痰食之類遇寒則停住遇熱則流通何反裹住痰食而不化此乃寒暑酷烈因脾胃之盛衰以分勝負邪旺之極正不能敵邪遂至狼狽因無血液以養身體骨節所以痠痛也正既不能敵邪邪勢更張反堵截其關津路口小便不能遽出而邪火入之此水道所以短赤也治法徤脾胃之土散太陽之邪

兼祛少陽之風寒治以消痰化食之味邪無所恃而自散也方用益正解邪散白朮炒焦三錢白茯苓五錢前胡一錢柴胡一錢甘草五分猪苓二錢人參一錢青皮一錢枳殼一錢白荳蔻仁研五分山查肉炒二錢半夏製一錢生薑三片水煎服一劑輕再劑又輕三劑全愈此方健脾胃之氣則土旺敢與邪戰健脾胃之中而用利水化濕之藥引邪直走於膀胱太陽之經邪從太陽而入仍從太陽而出在本經尤易分消耳方中不專散太陽之邪而兼表少陽之欝蓋少陽乃太陽之去路早斷其竄走之途則邪不得不仍趨太陽原路而去况有消痰化食之品

無不用之得宜所謂堂堂之陣自然望旗幟而驚遁矣又方用柴桂六君子湯亦効人參一錢白朮炒焦三錢白茯苓五錢甘草一錢川桂枝一錢廣陳皮一錢半夏製二錢檳榔一錢柴胡一錢生薑三片水煎服二劑瘧止而痊前此二方何以不用涼藥而退熱乎然不知瘧寒不去則熱亦不能退反增其寒勢矣故先治寒則熱邪無黨所謂不解而自解此治瘧疾之心法不可不詳明也

有人發瘧之時身先發熱頭疼鼻乾渴欲飲水日晌晌不得眠甚則煩躁畏火光厭聽人聲喧嘩而關脉弦數而滑人以為熱病

也誰知是陽明胃經之瘧乎夫陽明胃土也邪入陽明其勢自大蓋陽明多氣多血之經其容水穀亦至盛宜足以容邪何邪入反能作祟蓋水穀之氣盛正足資盜賊之糧也譬如賊居深山勢不甚張及至入於城市則妄行流毒資其擄掠無有止足也陽明胃經之邪亦復如是若胃中水穀未足充其飢渴必索水以救其内炎渴甚多飲則水停於心胃之中心氣爲水所遏不得下交於腎則心腎兩開何能寐乎心不能下交於腎則腎畏火炎何敢上交於心以滋心中之液自然心無所養而煩躁生火火邪更熾傷火畏火喜靜而不喜動人聲喧嘩安得不惡

總皆胃邪之作祟耳治法可不急瀉其陽明乎然而火邪居於胃中爍乾津液胃氣必虛但瀉其邪不補其正則正氣消亡邪盛跳梁是終無瘥可之日也故必須補中以瀉其火熱之邪則正不傷而邪尤易解也方用平陽益胃湯葛根二錢人參二錢白术炒焦三錢貝毋去心研二錢橘紅一錢麥門冬去心五錢柴胡一錢白茯苓五錢石膏碎五錢鮮竹葉五十片水煎服一劑輕再劑又輕四劑全愈此方以人參白术助脾胃之氣葛根石膏竹葉瀉陽明之暑邪貝母橘紅消胃中之痰飲麥門冬滋肺金之炎熱柴胡舒少陽之鬱火茯苓利太陽之水濕既攻補

兼施彼此相制邪安得不退避哉又方用伐邪清胃湯亦効人參三錢半夏製二錢柴胡二錢麥門冬去心五錢青蒿三錢白茯苓一兩甘草一錢厚朴炒一錢枳殼一錢山查炒二錢石膏碎五錢竹葉五十片水煎服

有人瘧病初發之時往來寒熱口苦耳聾胸脇脹悶作痛或嘔或不嘔左關脉弦浮而滑人以爲暑熱而成瘧也誰知是少陽膽經之瘧乎夫暑邪入於人身不致遽入於臟每伏於半表半裏之間乘臟腑之虛弱而後深入進退於表裏而寒熱生焉故進與陰相爭則寒退與陽相戰則熱邪不進退則寒熱亦暫止瘧

發之時而口苦者少陽之膽汁外泄也耳聾者膽氣不舒而閉其聽戶也胸脇脹悶作痛者少陽之氣鬱也或嘔或不嘔者膽邪挾痰食而上冲也治瘧之法甚多烏可舍少陽而别治然治少陽之瘧有偏陰偏陽之分偏陰則多寒偏陽則多熱有純熱無寒有純寒無熱有寒熱相等之各異補偏救敝總不可離少陽而求協其和平也方用加味逍遥散治之柴胡二錢當歸五錢白术炒五錢白茯苓五錢製半夏二錢甘草五分白芍藥五錢山查炒二錢青皮一錢生薑三片竹茹一錢水煎服一劑輕二劑又輕三劑瘧止而痊此方無一味不入少陽之經絡又無

一味不入脾胃之臟腑祛邪之中復能輔正解表之間又能固裏真乃和解之仙丹非特祛瘧之神劑也又方用柴胡二陳湯亦効柴胡二錢製半夏二錢廣陳皮一錢白茯苓五錢甘草一錢羌活一錢白芍藥五錢當歸三錢香附製二錢神麯炒一錢生薑三片鮮竹茹二錢水煎服

有人發瘧之時先寒作顫寒後變熱面色蒼白善起太息無汗惡風筋脉揪縮甚者狀如欲死頭疼口渴左關脉弦滑而大人以爲少陽膽經之瘧也誰知是厥陰肝經之瘧乎夫肝經之瘧由少陽膽經而入若肝木自旺則少陽之邪何敢深入今因肝木

之虛邪遂乘機突入矣肝氣本急邪入肝中宜有兩脇脹滿筋脉揪縮之兆茲安然無此等形象明是肝木之氣大虛也蓋肝虛則起太息之聲見風即畏而汗不出是肝弱之不能壯其氣也甚如欲死者因氣逆不能發聲也氣逆則火升於上爍其津液而口渴矣治法自宜急補肝以祛邪不可縱邪以伐肝也方用補肝祛瘧湯白芍藥炒一兩當歸一兩何首烏生用一兩鱉甲煆研五錢白茯苓五錢青皮一錢川芎三錢柴胡一錢製半夏二錢甘草一錢廣陳皮一錢水煎服一劑輕二劑瘧止此方祛外邪者輕而補肝氣者重肝氣旺而邪氣難留得柴胡仍引

於少陽之分則邪有出路自然易解矣又方用護肝除瘧丹亦効原熟地黄五錢鱉甲五錢青蒿汁煆七次搗碎用山茱萸肉三錢生何首烏三錢白芥子二錢當歸一兩柴胡二錢白芍藥五錢烏梅三枚水煎服

有人發瘧之時先寒後熱寒從腹起善嘔痰沫嘔已乃衰熱過汗出右關脉弦滑而遲人以為感暑而成瘧也誰知是邪盛於太陰之脾經乎夫脾乃濕土原易生痰食即難化又得風邪合之自易成瘧夫各經之瘧俱宜兼顧脾土豈脾土自病反置脾於不補乎惟是單補脾土則脾不能遽健痰濕之氣不能驟消嘔

吐之逆未易卽安也必須兼補命門之火則土得溫和之氣而痰濕自化風邪無黨難於作祟欲久踞於脾而不可得矣故治法不治脾不可單治脾亦不可也方用溫脾祛邪丹白朮炒焦一兩雲茯苓五錢懷山藥五錢芡實五錢人參二錢肉桂去皮一錢炮薑炭七分廣橘紅一錢製半夏二錢甘草炙一錢白荳蔻研一錢生薑三片大棗三枚水煎服一劑嘔吐定二劑寒退而汗出三劑全愈夫瘧疾多本於火衰土弱故用此方以治脾氣虛寒之聖藥命門火衰之神劑也凡是火土衰弱而得瘧症者將方煎服無不神効正不必問其一日二日三日之瘧也又

方用壯氣溫中湯亦妙嫩黃芪蜜炙一兩白术炒焦一兩白茯苓五錢製半夏二錢草果仁研一錢肉桂二錢白荳蔻去殼研一錢廣陳皮二錢大棗二兩生薑一兩水煎服五劑全愈此方無力服參者用之實奇

有人發瘧之時寒熱俱盛腰痛脊強口渴寒從下起先脚冷後由腿冷至臍冷至手而止其頸以上則不冷體重無汗尺脉大而帶弦人以爲寒瘧也誰知是足少陰腎經之瘧乎此瘧最宜早治必須補陰爲主倘不補其陰開手用祛邪之藥必變爲四日兩發之瘧也蓋此症原是內傷腎陰邪乘陰虛而入然瘧症初

起之時陰不甚虛即用補陰之劑加入散邪之味則隨手奏功無如人但去祛邪不知補正遂至陰愈虛而邪愈深也方用補陰退邪散原熟地黄一兩何首烏九製一兩當歸五錢鱉甲煅研五錢白茯神四錢懷山藥五錢白芥子二錢柴胡一錢羌活五分人參二錢水煎服二劑輕四劑又輕再服四劑全愈如寒甚脉遲或緊者可加製附子一錢更神此方補腎中之陰何加入羌活以散太陽之邪加入柴胡以舒少陽之氣復加人參以健脾胃之土耶不知邪入於腎必須提出於少陽半表半裏之間風邪易於消散又恐柴胡入於至陰而提出於至陽非用人

參則升提無力故用之以健脾理胃則脾胃有生氣陽足以升陰也況有鱉甲首烏俱是入陰攻邪之藥邪見陰分之中無非能征善戰之將何敢久戀於陰而不去乎又方用補正攻瘧散亦効原熟地黄一兩白术炒焦五錢甘草炙一錢山茱萸肉五錢人參二錢白芥子二錢柴胡一錢炒黑荆芥一錢肉桂三分水煎服又方用八味湯加柴胡鱉甲亦神効

有人四日兩頭發瘧終年累月不愈但有熱而不寒雖有汗而不渴每發於夜陰陽之脉甚細弱而帶弦人以爲陰虛而發瘧也誰知是陽衰而邪乘於陰之界也夫邪入人身每乘陰陽之虛

而後敢進蓋究其源凡瘧之初起必先入陽而後入陰入於陽則發近入於陰則發遠入於至陰之中則其發更遠四日兩頭發者乃內經所云間二日之瘧即邪入於至陰也最難祛逐以陽氣衰微不敢與邪相戰邪得安居於至陰之中耳夫邪正原不兩立正不勝邪而邪每欺正今邪居於至陰而不散者譬如强梁之輩僑寓人家欺主人之軟弱鵲巢鳩居心忘主人於戶外矣四日兩發之瘧情形實有相似故治法必須大補陽氣後佐之以攻陰邪之藥則提邪外出始可成功倘以爲陰虛而純用滋陰之品則邪且樂得相資雖佐之祛邪之味彼且謹閉至

陰之藏而不出矣方用升陽祛邪湯人參三錢白朮炒焦一兩何首烏生用五錢鱉甲煅研五錢白茯苓五錢原熟地黄一兩山茱萸肉五錢肉桂去皮一錢柴胡一錢升麻一錢水煎服二劑反覺寒熱交戰而病若重再服二劑寒熱不生而全愈矣此方雖陰陽雙補而意重於補陽使陽旺則敢與邪戰故初服之而病若重者正陽氣與陰邪交攻也兼補陰者而陰氣未常無虧故助其陰氣之旺而邪不敢重回於至陰之內所以用柴胡升麻於補陰補陽之中者提出陰氣以交於陽則邪亦從陰俱出一遇陽氣則彼此大閧又有鱉甲首烏之輩超勇絶倫邪有

不拔靡而適哉故一戰未已連戰未有不勝者也又方用遠瘧湯亦更勝人參三錢嫩黄芪蜜炙一兩防風一錢山茱萸肉五錢鱉甲煅研五錢當歸五錢白术炒焦一兩原熟地黄一兩懷山藥五錢製附子一錢柴胡一錢白芥子二錢水煎服二劑瘧止而症痊

有人哀哭過傷病後成瘧寒亦甚寒熱亦甚熱自汗不止困倦甚疲氣血兩脉微弦且虚人以爲瘧母未消之病也誰知是陰陽兩虧肺氣受傷心脾虚損之瘧乎夫瘧之盛衰全視乎陰陽之衰旺也下多亡血者亡其陰也悲哀傷氣者傷其肺也汗出不

止者傷其心之陽也陰陽兩衰正氣虛極何能與邪氣相敵惟聽瘧邪之往來而不能遽止也治法宜助正以祛邪不可純祛邪以傷正邪亦不去正氣愈虛汗必大出陰虛陽散欲其痊可得乎方用陰陽救正湯人參五錢嫩黃芪蜜炙一兩白朮炒焦一兩炙甘草一錢當歸五錢製半夏二錢廣陳皮一錢何首烏九製五錢棗仁炒研五錢遠志去心一錢桂圓肉一兩水煎服連投六劑則氣血旺而寒熱輕再服十劑全愈夫瘧邪久居不散者因痰氣之彌滿耳補正氣以消痰氣則正氣旺而邪氣易祛也此方全在用參芪歸朮以補正得半夏陳皮之豁痰而通

神補非呆補消非峻消矣又方用救正湯亦効嫩黃芪蜜水拌炒一兩白朮炒焦一兩人參五錢白茯苓一兩鱉甲煅碎五錢山茱萸肉五錢白芍藥炒五錢製半夏二錢廣陳皮二錢當歸身五錢南棗五枚水煎服

有人一時病瘧自卯足寒至酉分方熱至寅初乃休一日一夜止甦一時足少陰與陽明脉弦緊而身無汗人以爲風邪入於榮衛間也誰知是寒氣與微暑入於少陰陽明之經乎夫少陰者腎之部陽明者胃之經也内經所謂瘧發於子午卯酉者少陰瘧也因暑熱行房之後又食瓜果寒濕之物在胃而寒邪之氣

衆督脉空虚而相犯舍於二經之間則陽日虧不能滲榮其經絡故瘧作而不能止也治法補二經之虚兼散其寒暑濕邪則陽氣自旺邪難久居得汗可解然而足跗道遠藥力未易驟到非多加藥餌何能取勝哉方用加味補中益氣湯治之嫩黃芪蜜炙一兩人參五錢白术炒焦一兩當歸身五錢廣陳皮一錢柴胡一錢升麻一錢炙甘草一錢川附子製一錢茅山蒼术去毛炒三錢川芎二錢懷牛膝三錢大棗五枚煨薑三錢水煎服二劑汗出而瘧亦止再服數劑全愈此方用參芪歸术以大補其氣血蒼术川芎煨薑以發其汗升麻柴胡以提出其邪尤恐

補中氣之藥不能達於下焦故用附子牛膝下走以驅其陰邪之氣隨汗而散不三劑而瘧症自痊也又方用加味八味湯亦効原熟地黄捌錢懷山藥五錢白茯苓五錢山茱萸肉五錢建澤瀉四錢牡丹皮四錢懷牛膝五錢茅山蒼术去毛炒五錢肉桂去皮一錢川附子製二錢柴胡一錢水煎服

有人鬱氣不舒而發瘧疾熱長寒短筋脉跳動身體無汗發於寅申巳亥之時兩關脉弦滑而沉人以爲痰瘧也誰知是厥陰肝經之瘧乎經曰寅申巳亥者厥陰瘧也厥陰者肝之部分也然亦知爲陰而陰中又有陽然陽中未必無陰也夫同一瘧病何

以分其陰陽哉大約晝發者爲陰中之陽夜發者爲陽中之陰也故晝發者發於巳而退於申巳屬陽而申屬陰也夜發者發於亥而退於寅亥屬陰而寅屬陽也以此辨别陰陽斷不差悮然亦有瘧發不時期而來者其故何也漸發於早者邪散於陽也瘧將自止漸發於晏者邪入於陰也瘧不易止此陰陽不時期之分别耶陰陽既分治法烏可合治之乎然以爲未常不可合治也雖陽病在於氣虚陰病在於血少然而無痰無食終不成瘧消化痰食寧有異乎但痰食之不消而結成瘧毋要不離乎肝氣之欝結以下剋夫脾土也疎肝以健土則脾之氣旺而

痰與食自化是治肝以治瘧陰陽正不可異也方用疏肝二陳湯白芍藥炒三錢白术炒焦五錢製半夏二錢廣陳皮一錢柴胡一錢五分當歸身三錢厚朴炒一錢白茯神三錢白芥子一錢氣虛者加人參二錢蜜炙黄芪五錢血虛者加川芎二錢原熟地黄八錢大棗五枚生薑三錢水煎服八劑必發大汗而瘧止矣此方陰陽兩治之法也陰中引陽以出於氣分而陰又不傷陽中引陰以離於血分而陽又無損兩相引而陰陽之正氣日盛自然陰陽之邪氣日消況氣虛加人參黄芪以助陽血虛加熟地川芎以滋陰如陰陽兩虛者而兼用之則陰陽之正氣

調和何瘧之不除哉又方用鱉甲散瘧丹鱉甲刺醋煅七次三錢人參三錢何首烏生用三錢製半夏三錢白芍藥酒拌炒五錢白朮炒焦五錢柴胡一錢青皮一錢六神麯炒焦二錢廣陳皮一錢生薑二錢南棗五枚水煎服四劑可除瘧母又不傷正氣之妙劑疎肝開結之神丹也

内傷虛損論

内傷虛損者皆由喜怒過度飲食失節而傷者有房勞所傷者有勞力所傷者當分别而治如飲食勞倦則傷脾脾傷則不能統血血不統則發熱熱則氣散血耗而無力蓋胃主納而脾主運化脾胃有傷則所運皆難或時易飢或時脹滿飲食不思遇食即有所惡或既食而作疼身體倦怠四肢不收由内傷飲食所致東垣云夫飲食不節則胃病胃病則氣短精神少氣不足以息言語怯弱腹中不和口不知穀味或胃口當心而痛或上支兩脇痛甚則氣高而喘身熱而煩胃既病則脾無所稟受故

從而病焉若形體勞役則脾病脾病則怠惰嗜卧四肢不收或食少小便黄赤大便或閉或泄或虚坐只見些白膿或泄黄糜無氣以動而懶倦嗜卧脾既病則胃不能獨行其津液故亦從而病焉此屬内傷脾胃虚損津液所致如房勞症者精神困倦飲食無味頭暈腰痠或足軟腰疼小腹急疾亦由内損精血所成玉機微義曰人稟冲和之氣而生身有三曰元精曰元氣曰元神者本身中之真精真氣真脉也夫精乃臟腑之真故曰天癸氣爲動静之主故曰神機脉爲天真委和之氣故曰元神一身之機運升降皆隨氣而動因血而榮精氣資始相生至若精

不足則氣失資化氣不足則血失榮血不足則氣失所附天真散亂則氣血精神無所稟命而損傷不足之症成矣如勞力所傷者百節疼痛腿瘦腳軟倦怠無氣以動由內損氣血所致東垣又云有所勞倦形氣衰少穀氣不盛上焦不行下脘不通胃氣熱熱氣熏胸中故內熱經云勞則氣耗勞則喘且汗出內外皆越故氣耗矣夫喜怒不節勉強用力有所勞傷皆損其氣氣衰則火旺火旺則血耗血耗則不能統運於脾土脾主四肢故脾困則無氣以動懶於言語腿軟腳瘦動作喘乏裏熱心煩漸成虛損症也大率虛損外傷必以脉息間求之人迎脉大於氣

口者爲外傷氣口脉大於人迎者爲内因外傷寒熱齊作而無間脉必浮大内因寒熱間作而不齊脉必細軟外傷惡寒卽近烈火不除脉必緊盛内因惡寒就温暖卽解脉必虚弱外傷症顯在鼻故鼻氣不利而肺金之脉必盛内因症顯在口故口不知味而脾胃之脉必衰外傷邪氣有餘發言壯厲且先輕而後重内因元氣不足出言懶怯且先重而後輕外傷手背熱而手心不熱内因手心熱而手背不熱其形症顯然易見此卽東垣辨論内傷外感以明之使後人知虚損之病起於内傷而成故曰内傷虚損

內傷虛損辨案

有人多言傷氣咳嗽吐痰久則氣怯肺中生熱短氣嗜臥少進飲食骨脊拘急疼痛發瘦夢遺精滑潮熱汗出脚膝無力氣口脉大無力人以爲勞怯之症也誰知其先傷於氣乎夫傷氣者傷肺也肺傷則金弱而不能生水腎經無滋化之源何能分餘潤以養臟腑乎金弱不能生水而生熱熱則清肅之令不行膀胱之氣不化脾胃亦失其運化之權土虧而金益失生氣金失生氣而水益不足水既不足難以養肝而木燥水不足難以濟心而火炎木强則侮金火勝則尅金欲氣之旺也得乎氣衰則不

能攝精金弱則不能收汗汗出過多則血液耗而不能生力此骨脊所以痠疼而腳膝之所以弱也精滑則腎氣虧腎虧則膀胱之氣不利脾胃失於運化故飲食懈怠而嗜卧也況胃謂腎之關腎虛則飲食少也治法必須先補其肺氣更宜補脾胃之土蓋肺氣不能自生補其脾胃則土能生金也方用培土生金散人參三錢白朮炒五錢當歸身三錢麥門冬去心五錢北五味三分柴胡五分荊芥五分懷山藥五錢芡實五錢白茯苓五錢廣陳皮一錢南棗五枚生薑三片水煎服四劑而脾胃之氣開又四劑而咳嗽之病止去荊芥柴胡生薑加蜜炙黃芪五錢

原熟地黃五錢炒鬆用牡丹皮二錢又服四劑痠疼之症解又四劑潮熱汗出自痊再服十劑氣盛血榮矣或疑損其肺者益其氣未聞損其氣者益其肺也不知益肺實益氣也肺衰則氣衰肺旺則氣旺氣衰烏可不補肺乎若補肺何能舍脾胃而他補哉又方用生金益母湯人參二錢麥門冬去心一兩鮮白花百合一兩川貝母去心研三錢北沙參五錢桔梗三分前胡五分懷山藥五錢廣陳皮一錢芡實五錢北五味子三分水煎服亦妙

有人失血之後不知節勞慎色以致內熱煩渴目中生花見火耳

内蛙聒蟬鳴口舌糜爛食不知味鼻中乾燥呼吸不利怠惰嗜卧不安診厥陰脉芤少陰腎脉大而無力人以爲勞瘵之漸也誰知是傷血而成之乎夫肝藏血失血者乃肝不藏血也然其由非大怒以動其血即大勞以損其血也雖動與損不同而補血養血必宜合一無如酒色財氣無非動血之媒耳目口鼻無非損血之竅養血者既無其方補血者又缺其藥此失血者往往難痊因循誤治不至於死亡不已也倘一見失血即用平肝止血之藥治之何至於瀕傷不救但失血成損苟徒補其血則血不可以驟生而耗血之臟腑損於内爍血之情慾傷於外亦

必死之道也蓋補血必須補氣而補血補氣之中又宜補精使精血兩資於上下而中焦肝臟之血已損者能增未損者能固也方用加味逍遥飲原熟地黄一兩白芍藥炒五錢當歸身五錢人參三錢甘草一錢山茱萸肉五錢麥門冬去心五錢廣三七末三錢荆芥炒黑一錢炒黑薑炭五分藕節煅黑五段水煎服一劑睡卧安二劑煩渴止十劑病減半去荆芥三七炮薑炭加白茯神三錢懷山藥五錢川牛膝四錢再服二十劑病又減半更服三十劑諸症全愈此方氣血精同補之藥也然補氣藥少於補血之藥者以失血之病畢竟陰虧今重補其陰而少補勺昜豈員

其陽則陽能配陰而陽不至於大亢陰能制陽而陰不至於太微自然氣行於血之中以生血即血固於氣之内以藏血也寧尚有失血之患哉然方中原有荊芥之引經三七藕節之類以止血又用之無不咸宜者乎又方用八物湯亦効白芍藥炒五錢懷山藥五錢當歸身五錢原熟地黃一兩麥門冬去心五錢北沙參三錢牡丹皮三錢藕節煅黑五段血餘膏三錢研細末水煎調服

有人入房縱慾盡情泄精以致形體日漸瘦削面色痿黃兩足乏力膝細腿摇皮聚毛落不能任勞難起牀蓆盜汗淋漓診足厥

陰與少陰腎脉細濇而弱人以爲已成勞瘵之病也誰知是腎精大虧而成虛損之症乎夫人身之最難足者精果陰精足者其人壽未有陰精虛而能長年者也然而精足者舉世絕無故所以腎有補而無瀉其或病或不病必分之於能節與不能節耳世人貪片刻之歡至於夭折無窮也然而泄精未至以夭折烏忍其病而不救要不能舍填精而別求異術也然而填精實不易矣但泄精既多者不特傷腎必且傷脾脾傷則胃亦傷矣故胃爲腎之關門胃傷則關門必閉雖有補腎填精之藥安能直入於少陰之宮是補腎中之精必須補脾胃之土脾與胃爲

內傷虛損

表裏也縱慾傷精肝氣豈能有餘肝爲腎之子肝子足則腎母亦自足矣又宜補肝之爲妙方用填精散人參三錢白朮炒焦五錢原熟地黄炒鬆一兩麥門冬去心三錢當歸身三錢山茱萸肉五錢北五味子一錢巴戟天五錢雲茯苓四錢甘枸杞子五錢肉荳蔻麵裹炮研細末一錢水煎調服連投十劑精神漸生飲食知味胃氣大開再用十劑可以起衰再進十劑形體亦充再服二十劑前症盡愈此方雖非起死之靈丹實係填精之妙藥填精而精足精足人可不死然則此方正起死之方也人亦加意而用之自然合宜而建功也又方用補精扶翁湯亦妙

原熟地黃炒鬆一兩大何首烏九製一兩川石斛一兩麥門冬去心五錢北五味子一錢懷山藥五錢當歸身五錢鹿茸燎去毛酥炙研細末三錢甘枸杞子一兩人參五錢山茱萸肉五錢菟絲子淘淨四兩同川石斛煎汁濾清代水煎藥調服功勝前方其生發精血最捷

有人行役勞苦動作不休以至筋縮不伸卧牀呻吟不能舉步遍身疼痛手臂痠麻診肝腎兩經之脉大而虛人以爲痿症之漸也誰知是勞力損筋之病乎夫筋屬肝肝旺則筋盛肝衰則筋弱內經謂久行傷筋傷筋即傷肝也補肝其可緩乎然肝之所

以衰旺者乃腎之故也腎水生肝木腎水足而肝氣旺腎水虛而肝氣衰故筋蒻者必補其肝而肝衰者必補其腎雖然補其腎則肝受益矣但肝又去生心惟恐補腎以生肝尚不暇養筋也更須補其心氣之不足則肝不必去生心肝木得腎之滋自然枝葉條達筋有不榮潤者乎方用滋水養筋丹白芍藥酒炒五錢原熟地黃一兩栢子仁三錢麥門冬去心四錢棗仁炒研三錢巴戟天二錢當歸身五錢川續斷酒炒二錢南杜仲一兩胡桃肉五錢水煎服二劑筋少舒四劑筋大舒十劑疼痛痠麻之症悉痊矣此方心肝腎三經同治之藥也凡三經之病傷者

均可用之非獨治傷筋不足之症在人通用之耳又方用舒筋如意湯亦効原熟地黄一兩白芍藥酒拌炒五錢甘菊花二錢牡丹皮二錢當歸身五錢懷牛膝三錢秦艽一錢白术三錢白茯神三錢甘枸杞子五錢葳蕤五錢川續斷三錢酒拌炒用水煎服十劑全愈

有人久立腿痠更立而行房以致兩足無力面黄體瘦口臭肢熱盗汗骨蒸左尺脉滑大而數人以爲勞病也誰知腎虧而傷於骨乎內經謂久立傷骨立而行房更傷其髓也夫骨中藉髓以能堅骨無髓養則骨空矣又何所恃而能立乎然而耗髓而骨

焉有不傷哉況立而行房耗髓過多則髓與骨俱傷矣何能保其不病乎且傷骨中之髓者即傷腎內之精也髓涸者腎水先涸也腎涸則骨髓亦乾槁骨既無髓以養而陽氣乘之發熱爲骨蒸也故欲補骨中之髓必先補腎中之精又宜退骨中之陽氣則內傷之病可痊耶方用填精充髓丹原熟地黃二兩山茱萸肉一兩金釵石斛五錢鮮地骨皮三錢北沙參五錢懷牛膝五錢北五味子一錢白茯苓五錢甘枸杞子五錢黑料荳皮五錢水煎服不必論劑惟宜多服取愈此方填補真陰使腎水充足精盛髓盈而足以健骨也倘見發熱而用冷藥以損胃或見

精衰而用熱劑以助陽則熱乾津液燥以益燥必成勞瘵而不可救矣又方用龜鹿虎潜飲亦効原熟地黄二兩山茱萸肉一兩金釵石斛五錢大何首烏九製一兩川牛膝三錢虎骨膠三錢龜板膠三錢鹿角膠三錢南杜仲青鹽水拌炒五錢懷山藥五錢菟絲子淘淨一兩於潜白术炒焦五錢水煎服四五十劑可全愈也務宜絶慾以固精慎勿久立以傷骨又宜節飲食而慎起居静養存神則草木藥餌多有功矣

有人過於歡娱大笑不止遂至唾乾津燥口舌生瘡渴欲思飲久則形容枯槁心頭出汗寸口脉芤而微數人以爲陰虚火動也

誰知是喜傷於陽而動其火炎乎内經謂喜傷陽夫心屬陽火腎屬陰水陰水遇陽火而爍乾陽火必得陰水而灌漑是心火非腎水相濟不能止其炎上之性惟是心中無液則心必燥矣何心頭偏能出汗耶不知喜主心而歡娯太過大笑不止是喜極反至傷心蓋喜極則心氣大開液不上行於唇口盡越於心頭之皮肉矣故腎中之津到於心卽化爲汗何能上濟於廉泉之穴以相潤於口舌之間乎明是心氣之傷截流而斷塞也然則治法不必補腎水之源仍補其心氣之乏而廉泉之穴有津而自漑矣方用生脉通泉飲棗仁炒一兩麥門冬去心一兩天

門冬五錢北五味子一錢人參三錢赤丹參五錢遠志去心一錢當歸身五錢甘草一錢栢子仁三錢桂圓肉五錢浮小麥五錢水煎服一劑口潤三劑心頭之汗止六劑諸症全愈此方補心氣之傷又是生津生液生脉之品何必補腎水以溉心氣之燥哉又方用三參蓮棗飲亦妙丹參一兩猪心血拌炒人參三錢黑玄參二錢牡丹皮三錢棗仁炒一兩麥門冬去心三錢栢子仁三錢北五味子一錢蓮子心二錢水煎服二劑汗止口亦不渴再服三劑全愈

有人用心太過思慮終宵以至精神恍惚語言倦怠忽忽若有所

失腰脚沉重肢體困憊診心脉極微弱而諸脉皆虚人以爲怯弱之症也誰知是勞心而傷於神乎夫心藏神心血旺則神安而體泰惟用心太過思慮無窮勞其心而傷其脾矣故心勞則血必漸耗而神無以養所以恍恍惚惚語言倦怠也脾傷則血不能統運於經絡所以腰脚肢體沉困也然脾乃心之子也心乃脾之母也脾傷則心經之血益衰而神氣愈散雖有腎水之資而血不能滋溉雖有肝木之養而液不能潤澤寡弱之主無以自立雖有良輔安能榮乎四體而强健其心脾之神氣矣治法急救其心氣之衰而救心必以安神爲要又宜助脾胃之氣

則神存而可寧矣方用寧神湯人參五錢雲茯神五錢白朮炒五錢丹參三錢遠志去心一錢棗仁炒五錢柏子仁三錢巴戟天二錢嫩黃芪蜜炙五錢當歸身五錢懷山藥三錢甘草炙一錢白芥子一錢硃砂水飛一錢桂圓肉五錢水煎調服一劑心安二劑神定十劑而身健矣此方補心脾爲主而肺肝腎兼治之藥也蓋心爲孤主非得心包與脾胃戴護則神恐有散走之虞今得肺肝腎之同治則扶助有力心血易生而心神亦寧矣又方用龍齒安神丹亦妙人參五錢麥門冬去心三錢川黃連一錢柏子仁三錢龍齒火煅醋焠研爲細末一錢棗仁炒五錢

甘草五分北五味子一錢懷山藥三錢白茯神五錢龍圓肉三錢水煎服

有人終日思慮勞心以致心火沸騰先則夜夢不安久則驚悸健忘形神憔悴血不華色惟寸口脉微細人以爲心火之旺也誰知是心血之虧乎夫心爲君主之官神明出焉故心宜靜而不宜動靜則神藏火不自炎腎水原能相濟動則神越火必自焚腎水難來相交矣蓋腎水非火不生然而腎得真火則水易生腎得烈火則水易竭心過於勞思則火動正是烈火而非真火也腎畏避之不暇何敢上交以受火之威逼乎水不上交則心

火愈易沸騰神亦飛越而不能安所以夜夢驚悸心自焚燒熱乾血液以致形神憔悴健忘虛損之症成矣夫五臟之損損之心而亡今損不由各臟心先自損似爲不治之症然而心宮寧靜原由各臟腑之奉養也今各臟未損正有生機補各臟腑之氣自然虛者不虛而損者不損也方用五臟衛生丹治之人參三錢白术炒三錢麥門冬去心五錢北五味一錢白芍藥炒五錢牡丹皮二錢棗仁炒五錢丹參五錢黑玄參三錢黑料荳皮三錢白茯神五錢建蓮子五錢水煎服二劑心悸止再服二劑神安而心血生再服二劑則憔悴之色退更服四劑全愈此方

[illegible]內傷虛損

五臟兼補之藥也然而兼補五臟又是獨補心宮所以爲奇偶止補心而不補餘臟或單補一二臟而不五臟之兼補反有偏勝之失非善補心傷虛損之法也又方用益心丹亦効人參三錢當歸身五錢麥門冬去心一兩棗仁炒一兩天花粉二錢北五味子一錢遠志去心一錢神麯炒一錢鮮石菖蒲一錢栢子仁三錢北沙參五錢菟絲子淘淨五錢硃砂水飛極細一錢水煎調和服

有人過於好色入房屢戰以博歡趣則鼓勇不泄漸則陽事一衰精泄甚多於是骨軟筋麻飲食减少畏寒之甚診左尺脉大無

力右尺脉甚衰翁人以為氣虛畏寒之故也誰知是腎中之水火兩損乎夫腎有兩門開竅於二陰水火並而為腎故腎中之相火藏於命門之中乃水中之火也腎中水火不可分離頻於泄精者似乎損水而不損火殊不知火衰而水泄水泄之極而火無水養則火更易動而水更易泄水火兩傷欲腎之不損得乎治法必須先補腎中之水後壯腎中之火蓋水雖生於火而水涸之時驟補其火則水不能制而火且炎上變生他症之害矣方用六味湯大劑煎飲服至月餘然後加入製附子肉桂合成丸藥日服以培補命門之真火久則自然飲食漸加畏寒之

內傷盡損

症盡除也世人認八味丸爲補陽之藥然仍於水中補火是補陽而兼補陰之妙劑雖補火無亢炎之禍補水無寒凉之虞耳

又方用菟絲地萸湯菟絲子淘淨二兩原熟地黄炒鬆二兩山茱萸肉一兩懷山藥五錢牡丹皮三錢金釵石斛二兩破故紙酒拌炒三錢鹿茸燎去毛酥炙研細末五錢紫皮胡桃肉一兩水煎服更妙

有人易於動怒雖細微飲食瑣碎居處家人父子之間無不以盛氣加之往往兩脇滿悶其氣不平遂至頭疼面熱胸膈脹痛左關脉沉濇人以爲肝氣之勝也誰知是肝血之損而氣不舒乎

夫肝性最急得血以養則肝經和而氣順惟肝中無血以養則肝鬱燥而氣逆逆則易動怒矣內經謂惱怒傷肝怒則氣上肝氣必不和不和則肝氣愈急矣然肝氣最不能藏而喜泄肝氣不藏則肝血必然外越肝血藏則肝氣自然外疏肝氣泄則肝血定然內生肝血泄則肝氣必然內鬱是二者原相反而相成者也今易於動怒者是肝血欲藏而不能藏肝氣欲泄而不能泄矣治法補肝血而使之藏平肝氣而使之舒矣方用加味逍遙散治之白芍藥炒一兩白朮炒五錢廣陳皮一錢白茯苓五錢當歸身五錢柴胡一錢甘草五分炒黑梔子三錢製半夏一

錢荆芥炒黑一錢陳佛手五分水煎連服●十劑血藏於肝中氣舒於肝外兩得其宜也蓋此方原善能疏肝經之欝氣欝解而氣自和肝平而血自榮也又方用補水生木散亦効生地黄一兩熟地黄一兩白芍藥一兩麥門冬去心五錢山茱萸三錢北五味子一錢炒黑梔子二錢柴胡一錢甘草一錢香附童便浸炒二錢青果五枚水煎服

有人不食則腹中若饑食則苦飽悶吞酸溏瀉日以爲常遂至面色痿黄吐痰不已右關脉緊而無力氣口脉甚大人以爲胃氣之傷也誰知是脾氣之損乎夫脾爲胃代行其傳化者也胃土

之旺全藉脾氣之運動胃乃得化其精微不特脾受益而各臟腑無不受益也今脾氣受傷不能爲胃以代行其傳化不特胃之氣無以生而脾不得胃氣之化則脾亦受損而不受益至脾胃兩損何能分其津液以灌注於各臟腑之氣耶治法必大健其脾更宜益其胃氣則脾損可愈蓋脾與胃爲表裏兩者宜合而不宜分者也方用補脾益胃散人參三錢懷山藥五錢芡實三錢巴戟天二錢製半夏一錢白茯苓三錢白萹荳炒研三錢神麴炒一錢肉荳蔻麵裹煨研一錢白朮炒焦五錢砂仁末七分建蓮子去心炒五錢煨薑三片水煎服。十劑胃氣開而痰吐呑酸之病袪再服十劑脾氣壯而溏瀉痿黄之症除再服十劑全愈此方健運脾氣爲主而開胃之品輔之以脾損由於胃虚故開胃實有益於脾也又方用加味六君子湯亦効人參三錢白术炒焦五錢白茯苓五錢炙甘草五分新會陳皮一錢製半夏一錢破故紙一錢酒拌炒廣木香五分肉荳蔻麵包裹微火煨去麵搗碎一錢砂仁末八分南棗五枚生薑三片水煎服更勝前方宜多服

有人終朝咳嗽吐痰微喘少若行動則短氣不足以息右寸脉大而弱人以爲心火之刑肺也誰知是肺氣自傷乎夫肺主氣五

臟六腑雖各自有氣皆仰藉肺中清肅之氣以分布之也今肺金自傷自衛不足何能分給於各臟腑乎且腎水非肺金之氣不生肺既自顧不暇何能生腎腎無生氣而水愈涸肺欲救子而不能自然子病而母亦病矣治法宜大補肺金之氣又宜兼補腎中之水則傷肺可寧矣方用加味六味地黃湯治之原熟地黃八錢懷山藥四錢山茱萸肉四錢牡丹皮三錢白茯苓四錢建澤瀉三錢麥門冬去心五錢北沙參五錢北五味子一錢鮮白花百合五錢水煎服久則肺氣旺而腎水亦不乏也夫六味湯補腎之藥加麥冬北味沙參百合皆是補肺之品而入於

補腎湯中仍是補母顧子之法也子母相生何傷之不愈哉如肺氣不熱可用生脉百合湯亦効人參三錢麥門冬去心五錢北五味子一錢白花百合五錢原熟地黄八錢山茱萸四錢懷牛膝三錢白茯苓四錢川貝母去心研三錢水煎久服則咳嗽漸止否則成怯

有人貪用飲食甚至遇難化之物而不知止逢過寒之味而不知節遂至胸腹脹悶已而作痛生疼甚至噯氣吞酸見美味而作嗔不欲食診左寸脉與足陽明之脉微弱人以爲脾氣之困也誰知是胃氣之損乎夫脾胃雖爲表裏然一主入而一主出能

入而不能出者脾氣之衰能出而不能入者胃氣之乏也雖脾胃交相傷損然治法不可槩治必分別其何經之傷使損者多獲其益則胃易開而脾易健蓋脾胃同屬一土而補土實有兩法脾虛者屬右腎命門之寒胃虛者屬於心包之冷也故補脾者必須補命門而補胃者必須補心包不可混治也今見美味而嗔明是胃虛而非脾虛矣治法補其心包之火而生其中土土生則胃氣自開火旺而中氣自强矣方用六君子湯加味治之人參二錢白术炒焦三錢棗仁炒研三錢茯苓三錢廣陳皮一錢炙甘草五分製半夏一錢炮薑炭七分製附子一錢南棗

三枚水煎服連用十劑胃中温和再服十劑胃氣大開前症頓愈此方雖仍是統治脾胃之藥然加棗仁炮薑附子之類是補心與補胃者居多矣又方用生胃湯亦効人參二錢白朮炒三錢茯苓三錢廣陳皮一錢炙甘草五分肉桂去皮一錢石菖蒲一錢穀芽炒二錢炮薑炭一錢砂仁末七分丁香五分水煎服此卽異功散之加味者也服之最開胃氣之聖藥調脾胃虛損之神劑也

癆瘵論

虛勞之症皆由積漸所致虛而不調則成損損而不調則成勞勞而不知節則成瘵也故癆者勞也勞損氣血而爲病也瘵者敗也臟腑敗壞而難痊也經曰癆瘵陰虛如陰虛者當補其陰今也不補其陰而反作喪其陰是則陰常不足陽常有餘任意所爲隨性所出而成癆瘵者多矣古云百病莫如癆症最爲難治諒由壯年氣血完聚精液充盈不能謹養酒色是貪日夜耽嗜以致耗散真元虛損精液遂使相火妄動燔爍中外津液少守咳嗽頻促肌肉消化痰涎壅盛體熱不止自汗盜汗骨勞精

竭泄瀉不食氣急痰喘見焉肢體羸瘦形焉謂之火盛金衰血虛氣旺之症重則半年輕則一載治者不究其源或見火盛投以大寒或見陰虛投以大熱殊不知大寒則愈虛其中大熱則愈竭其內萬無一痊也不知溫養之劑亦能滋補真元其功雖緩而治本日效宜用扶脾保肺之劑而施蓋脾喜溫燥而溫燥必不利於保肺肺喜凉潤而凉潤亦不利於扶脾兩則並列脾有生肺之能肺無扶脾之力故土壯而生金勿拘拘於保肺瀉火之亢以全陰氣壯水之主以鎮陽光法當並行然瀉火之品多寒而損陽氣壯水之味多平而養陰血兩則並列苦寒過服

将有損脾之患甘温恒用却無傷胃之憂故曰水盛而火自熄勿亟亟於寒凉此温而補之即經所謂温存調養者也使陰可升而陽可降血可生而氣可和又當審其脉之何如脉經曰骨蒸勞熱脉數而虚熱而濇小必損其軀如汗如嗽此爲大損之症非一藥所能療焉須絶房事斷妄想戒惱怒節飲食慎起居避風寒毋勞其筋骨毋傷其氣血以培其根本益其虚補其損庶乎取效然此病之起者先傷氣血氣血不能週流寒滯於脉絡瘀積日久鬱而成濕過而成熱濕熱與瘀血相合而生蟲者謂之癆蟲熱汗内聚謂之骨蒸如汗如嗽謂之癆嗽熱多痰盛

肌肉消瘦痰勝則重肉消則死故有勞傷心腎而成癆者色慾過度而成癆者久瘧不止而成癆者吐血傷力而成癆者久病咳嗽而成癆者久病脾虛而成癆者有因傳染而成癆者名曰傳尸癆瘵又當以五臟明之鬱怒太甚不能發越久而積蓄謂之肝癆喜樂太過耗散精血神不能守謂之心癆憂愁悲苦情不能樂鬱過生蟲謂之肺癆色慾過度作喪無窮精竭血枯謂之腎癆思慮過度飲食不節肌肉消瘦漏痰壅盛謂之脾癆此所謂勞於五臟即生五蟲者何也蟲因氣化氣聚則生氣熱則長氣衰則勝氣去則出所以治蟲之法不能行於五臟而五蟲

之症不能効驗於今古也

癆瘵辨案

有人縱慾傷精兩脛瘦痛腰背拘急行立足弱夜卧遺精陰汗痿靡精神倦怠飲食减少兩耳中颼颼如聽風聲左尺脉濇而數人以爲傳尸之癆瘵也誰知是自傷於腎爲初起之癆瘵乎夫人之貪色耗精者有多端或立而行房或勞而縱送或一泄未已而再泄或已勞未息而再勞或興未來而勉強交合或力已竭而帶乏圖歡或天分原薄服春藥而快志或材具本小學展龜以娛心或行役辛苦猶然而交會或思慮困窮借此以忘憂

圖一刻之歡娱遂成難療之瘵病原不在婦女之衆與泄精之多也不知節慾便成癆矣或致失血兼之吐痰咳嗽夜熱盜汗畏寒畏熱似瘧非瘧胸中似饑非饑似痛非痛飲饌之類既不能多復不能化失情失緒骨蒸火動又思色以洩其火見色而動其意或鬼交夢遺而不可止於是寒去熱來骨中不藏精而藏蟲因循不去蝕入精髓遇節氣則病重漸致神離魄散而死亡深可傷也治法補真精之乏開胃氣之衰加之殺蟲之藥安在將危者之不可救乎方用除尸救瘵湯原熟地黄炒鬆一兩白芍藥炒四錢懷山藥五錢北沙參五錢鮮地骨皮五錢麥門

冬去心四錢北五味子十粒人參一錢白薇一錢白芥子一錢鱉甲煅研三錢白茯苓五錢建蓮子去心五錢骨碎補去毛切片三錢水煎服十劑蟲死二十劑胃氣大開連服二月精神漸旺服一年全愈然必須斷色慾宜靜養而慎起居此方補陰居多少加人參以助胃氣則補陰而無膩滯之慮卽所用殺蟲之藥非狼虎毒味可比消弭於無形所以有益而無損也此方看其平常配合精良以治初起之癆瘵實有神功耳又方用起瘵丹亦効懷山藥五錢白芍藥炒三錢牡丹皮三錢九製大何首烏一兩白茯苓五錢鮮地骨皮三錢白薇一錢史君子肉三錢

鱉甲刺煆研三錢芡實五錢水煎服●

一前病用前方妙矣然傷腎以成痨瘵者頗多恐二方不足以概治也曾受異方以治前病甚効凡爲傷腎脉濇脉小脉弱以致生痨蟲者必須先殺其蟲蟲死用補腎之藥則腎經受益否則徒補其精蓋蟲不去則所生之精止可供蟲之用蟲得精而旺人失精而衰蟲之勢愈大人之形愈弱與其於補中殺蟲不若先殺其蟲後補其陰之爲勝惟是殺蟲之藥未有不更傷其陰者此方則不然雖死其蟲而於陰仍未有損且能大補開胃方名祛祟丹大活鰻魚一條洗凈重八兩懷山藥三兩芡實一兩

史君子肉每歲一枚水煮極爛加老葱白七根青鹽少許同食食完不必吃飯一日必須食完連湯汁飲之一次之後隔七日再照前食之三次則骨中之蟲無不死者然後另用填精起瘵湯人參一錢白茯苓三錢麥門冬去心三錢北五味子十粒酸棗仁炒二錢原熟地黃砂仁末拌炒鬆八錢山茱萸肉二錢巴戟天二錢白芍藥炒二錢懷山藥五錢菟絲子淘淨五錢北沙參三錢南棗三枚水煎連服一月而精漸旺矣再服一月全愈此方平中有奇前方奇中實平以救初起腎瘵之病實有神功妙用也

有人夜臥常驚或多恐怖心懸懸未安氣吸吸欲盡淫夢時作盗汗日多飲食無味口内生瘡胸中煩熱終朝無力惟思睡眠唇似硃塗顴如脂抹手足心熱津液乾燥左寸與腎經脉濇小人以爲腎經之癆瘵也誰知是腎傳於心之癆瘵乎夫心宫寧静邪不可侵邪侵於心則神必外越蓋腎癆生蟲無形之邪氣不犯於心尚難醫治烏容有形之蟲氣而侵心宫哉不知蟲雖有形之物以致傷心則人且立死今尚不死何也是蟲之無形之氣侵心耳腎氣上交於心而腎中之蟲氣烏得不上交於心哉蟲之氣與腎之氣自是不同腎氣交於心而心受益蟲氣交於

心而心神損何必蟲入心而心始病乎然則治法不必治心仍治其腎然而徒治其腎而蟲在則蟲之氣仍在腎而心仍受蟲之害也故救心必須滋腎而滋腎必須殺蟲方用起瘵全神湯原熟地黄砂仁末拌炒鬆一兩山茱萸肉五錢麥門冬去心一兩白茯苓五錢懷山藥五錢杜芡實五錢肉桂三分白术炒焦三錢南杜仲青塩水拌炒五錢鱉甲醋煅七次搗碎五錢百部二錢史君子肉三錢水煎服連用十劑癆蟲盡死矣再服十劑熱退而津液潤澤再服一月腎氣旺而食加心氣亦安再服一月而諸症盡除也此方全是補腎安心之劑惟百部鱉甲史君

予乃殺蟲之藥鱉甲引百部史君子直入於至陰之内又是補陰而不傷於髓蟲以爲養身之味詎知是殺蟲之味耶蟲死而腎無異氣之傷則心氣必能受益而又有麥冬以清心地黃以滋腎自然水升火降而心腎之勞可痊也又方用安神除崇丹亦効九製大何首烏一兩懐山藥五錢人參一錢白茯神三錢白薇一錢白朮炒焦二錢麥門冬去心五錢鱉甲醋煅七次碎五錢榧子肉三錢甘草一錢骨碎補去毛切片三錢麝香三分水煎調服

有人咳嗽吐痰氣逆作喘卧倒更甚口鼻乾燥不聞香臭時偶有

聞即芬郁之味盡是朽腐之氣惡心欲吐肌膚枯燥時作疼痛肺管之內恍似蟲行乾皮細起狀如麩片兩寸脉微數人以爲肺經之癆瘵也誰知是心癆而傳之肺乎夫肺爲嬌臟最惡心氣之尅心以正火刑肺肺尚受病况以尸蟲病氣移而刑肺肺安得而不病乎然而肺氣之傷者傷於心之火氣也心受蟲氣之傷心自顧不遑何能分其蟲氣以尅肺不知心嫌蟲氣之侵乃不自受即以蟲氣移入於肺而自避其毒也况肺爲腎之母肺原能自交於腎而腎之蟲氣何獨不交於肺乎此心腎交侵癆瘵之勢倍重於腎之傳心矣治法消心中之蟲氣不若仍消

腎中之蟲氣也然而心腎兩傷又消兩經之蟲藥必先經於胃蟲未必殺而胃氣先亡則肺金大失化源非治之善也法宜健胃而兼殺蟲使胃氣強則胃中之精液自能分布於心腎肺皆有益胃亦無損則蟲亦可誅矣方用健土誅蟲散白朮炒五錢人參二錢白薇二錢原熟地黃砂仁末拌炒鬆一兩山茱萸肉三錢麥門冬去心一兩生棗仁三錢車前子二錢川貝母去心研二錢牡丹皮二錢鮮白花百合五錢萬年青葉一片水煎服四劑氣喘平又四劑咳嗽漸輕又四劑鼻知香臭又四劑疼痛漸止服三月諸症全愈而蟲不知殺亦何處也此方補胃氣以

生肺金補腎水以制火清心氣又不助其陽消蟲氣又不損其陰實治傳尸癆瘵之妙法也又方用護肺殺蟲丹亦効白朮炒二錢人參二錢白薇二錢天門冬三錢麥門冬去心五錢款冬花一錢嘉定天花粉一錢桔梗五分白茯苓五錢北沙參五錢百部一錢鮮白花百合五錢鮮枇杷葉大者佳用清水刷去細毛另淨白蜜塗背炙黄三錢水煎服如無蟲之咳嗽而爲肺癆者亦可用之

有人兩目恍恍面無血色兩脇隱隱作痛熱則呑酸寒則發嘔痰如鼻涕或青或黄臭氣難聞淚乾眥澀嘗欲合眼睡卧不安多

驚善怖診氣口脉大而虚左關脉甚濇左尺脉極弱人以爲肝經之癆瘵也誰知是肺癆而傳於肝乎夫肺金剋肝木者也使肝木本旺肺何能剋之無如腎癆之後真水先虧久失生氣則肝木無滋潤之氣明是肝弱可知肺卽乘其弱將蟲氣移於肝肝欲拒之而無力不得已順受其蟲氣之侵也所謂物必先腐而後蟲侵之矣然而肝爲腎之子腎見肝子已受蟲氣之侵漸蝕肝血腎水雖來生肝其資不足以供蟲之養以致成癆也治法仍須救腎以生肝補金以殺蟲也方用救腎癆瘵湯治之白芍藥炒五錢當歸五錢原熟地黃八錢山茱萸肉四錢白茯苓

四錢麥門冬去心五錢鱉甲醋煅碎五錢白薇二錢九製大何首烏五錢北沙參五錢水煎服十劑少痊二十劑更痊服三月全愈此方重治肝腎輕治肺金兼殺其蟲之味不寒不熱又無偏勝之虞能補亦能攻又是兩全之道殺蟲於無形起死於將絶矣或謂痰色青黄方中消痰逐穢之品似不可少不知蟲入肝腎非直救二經何能奪命輕以治肺者恐金尅木太過少補金器之利而殺蟲非純補肺氣而伐肝也致以消痰逐穢之品必用寒凉而寒凉益傷脾胃肝既受蟲之侵正欲移傳於脾倘再傷之必引蟲入於中州而更不可救援矣故寧大補肝腎使

二臟受益其痰自化不必輕用寒涼消痰遂戕之劑以再傷其脾胃之土耳又方用療瘵逍遥飲亦效原熟地黄一兩白芍藥炒五錢當歸五錢鱉甲醋煅研四錢懷牛膝三錢山茱萸肉三錢榧子肉三錢鰻魚骨燒灰研細二錢川貝母去心研細二錢水煎調服

有人胸前飽悶食不消化吐痰不已時時溏瀉肚痛腹脹空則雷鳴唇口焦乾毛髮不澤面色黄黑微微短氣怯難接續便如黑汁痰似緑涕診肝脾脈濇而細人以爲脾經之癆瘵也誰知是肝癆而傳於脾乎夫五臟之癆傳入於脾爲木尅土位本不可

救不必更立救脾之法也雖然人有胃氣一綫未絶者無不可接續於須臾一絲未傷者尚可以救援於頃刻然而脾與胃爲表裏胃絶則脾未有不絶者萬無生理脾絶而胃未曾絶者尚有生機蓋胃若能納穀而脾氣自然運化胃氣一絶不能納穀而脾亦無所運化矣正不可因其肝虧而傳脾即諉於天命之絶竟棄之而不治深可傷也凡見此等之症如飲食知味而稍可食者知其胃氣不即絶也方用二白萬年散以救之懷山藥杜茯實各等分炒四觔萬年青葉四大片炒磨爲細末入白洋糖一觔和均滚水調服遇饑即用不論分兩次數一日四五碗

服半年而脾氣漸服漸愈竟得不死此方既能健脾尤能補腎脾腎兼治所以奏功況萬年青殺蟲於無形入於二味之中蟲亦不知其何以消滅於無踪也此方不特單治脾痨而腎亦可治但不可責其近功耳若加入人參四兩服之尤善以開胃進食則胃氣更易健脾氣尤易援耳又方用參苓白术散亦妙丸製於潛白术炒一兩懷山藥一兩白茯苓五錢人參三錢杜芡實五錢白薇一錢肉桂去皮三分鰻魚骨煆灰研細末一錢南棗五枚水煎調服

有人陰虛火動每夜發熱如火至五更身涼時而有汗時而無汗

覺骨髓中内炎飲食漸少吐痰如白沫診尺脉洪大而數按之無力人以爲骨蒸而成痨瘵也誰知是腎水大虧不能制火乎夫腎中水火必須兩平火之有餘水之不足也水不足火始有餘骨蒸之病正坐於火旺水虧耳治法不必瀉腎中之火但補其腎中之水則水足自能濟火腎既不熱骨髓之内外何能熱乎方用凉髓退蒸丹鮮地骨皮一两牡丹皮一两麥門冬去心五錢金釵石斛五錢懐牛膝三錢白茯苓四錢黑料荳皮五錢龜板去皮炙黄色搗碎五錢水煎連服四劑而内熱輕再服四劑骨蒸漸除再服一月而前症皆痊此方用黑荳皮地骨皮不

特補腎中之水且取其涼骨中之髓又能清骨外之熱也夫骨中髓熱必耗其骨外之血骨外血熱必爍其骨中之髓故二味兼用則髓與血皆得清涼之樂必無骨蒸兩耗之虞豈腎中寧獨存炎燒之患哉況有丹皮以清血中之熱同麥冬以清心而滋肺以生水得茯苓引火氣從膀胱下走之道益之鼈板石斛牛膝原是涼腎補陰降火之味使陰旺而陽平水勝而火退故骨蒸之熱盡除而癆瘵之症可免也又方用濟水涼髓湯亦效

原熟地黃五錢原生地黃五錢黑玄參三錢麥門冬去心五錢牡丹皮四錢鮮地骨皮五錢金釵石斛五錢銀柴胡一錢水煎

濾清白童便一盞冲服更妙

有人氣虛身體困倦飲食無味氣息短促不足以息懶於言語氣口脉大右關脉緩人以為氣癆也誰知是陽虛下陷由於內傷其元氣乎夫元氣藏於關元之中上通於肺而下通於腎元氣不傷則腎中真陽自升於肺而肺氣始旺行其清肅之令分布於五臟六腑之間若元氣一傷不特真陽不能上升且下陷於至陰之中以生熱矣此生於內傷之熱而非氣癆之熱者少異故述東垣辨論內傷之形以明之內傷之熱則手心熱內傷元氣不足出言懶怯其聲先重而後輕內傷之病顯在口故口不

知味身體困倦氣不足以息其氣口脉大是矣治法宜當温補而不宜寒凉惟用甘温之味以除其虚熱然而單用甘温除熱而不用升提以挈其下陷之陽則陽沉於陰而氣不能舉雖補氣亦無益也即升提其氣矣不用補氣之味則升提力弱終難輕舉其氣之升耳方用補中益氣湯治之人參三錢白术炒五錢嫩黄芪蜜炙五錢當歸身三錢廣陳皮一錢炙甘草五分升麻五分柴胡五分川貝母去心研一錢大棗三枚生薑三片水煎服一劑氣升二劑氣旺十劑生力而胃氣大開再十劑而前病頓失夫補中益氣湯乃李東垣先生之學問全注於此方中

妙在用柴胡升麻於參芪歸术之內一從左旋而升心肝腎之氣一從右旋而升肺脾胃命門之氣非僅升舉上中二焦之氣也又方用提陽出陰湯亦効嫩黃芪蜜炙五錢白术炒焦二錢人參二錢炙甘草五分桔梗五分神麯炒一錢麥門冬去心二錢當歸身三錢川芎一錢大棗三枚生薑三片砂仁末五分水煎服

有人血虛而無色澤肌肉焦枯大腸乾燥心多怔忡健忘不寐飲食少思羸瘠不堪夜熱無汗左關脉虛濇而數左尺脉亦虛大人以爲乾血之癆也誰知是肝燥而火氣上升乎夫肝木潤澤

而枝葉斂榮肝中乾燥色澤焦枯木内火盛往往自焚終由於
腎水之不能養木非失血吐於外即耗血爍於内耳肝既爍乾
木自生火正可火生木外似乎心火得肝木之火而旺矣無如
木中有水則肝木可生心木中乾燥無水以養則肝能焚心矣
然則治法必先治腎治腎而治肝在其中矣方用滋腎生肝飲
原生地黄一兩黑玄參五錢牡丹皮五錢北沙參五錢白芍藥
炒五錢當歸身五錢甘菊花一錢白茯神三錢麥門冬去心五
錢懷牛膝三錢黑料荳皮三錢水煎服十劑夜熱退二十劑燥
症除三十劑而諸症全愈此方名爲滋腎生肝飲實滋水以生

肝也肝得腎水之生則肝木潤而肝火不發何致自焚其木而成乾血之癆哉又方用加味逍遙飲亦効原熟地黃一兩當歸身五錢白芍藥炒五錢原生地黃五錢牡丹皮三錢龜板膠三錢陳阿膠三錢甘菊花一錢金釵石斛五錢天門冬去心五錢水煎服

有人過於貪饕煿熬烹炙之物馨香甘肥之品盡情資食以至食不能化胸中飽悶久則結成痞滿似塊非塊似瘕非瘕見食則憎每飯不飽面色黃瘦肢體日削診右關脉緊而蒻人以為食癆病也誰知是脾衰而不能化物乎夫食未至而思餐者胃氣

之强也食已下而難受者脾氣之弱也過於貪饕正胃强脾弱耳然人每恃胃氣之强不論精粗生冷難化硬物皆食之未免損傷胃氣胃與脾爲表裏未有胃傷而脾不傷者然人有腎氣旺者雖胃傷而脾不能傷以右腎命門之火生之也故脾氣不足往往補其腎火而愈食已而不能消至於見食則憎是脾傷而胃亦傷單補腎中之火恐僅能生脾土而不能生胃土耳蓋脾土非命門之火不生而胃土非心包之火不化也治法必須補命門以生脾土之弱補心包以化胃中之物也方用補火兩生湯人參三錢白术炒焦五錢嫩黄芪蜜炙五錢白茯苓三錢

炙甘草一錢肉桂去皮一錢巴戟天三錢石菖蒲一錢山查炒一錢神麯炒一錢遠志去心炒一錢砂仁末七分南棗五枚煨薑三片水煎服四劑脾氣醒又服四劑胃氣開又服十劑脾胃之氣健再服十劑痞滿之形散再服十劑諸症全愈此方上補心包下補命門中補脾胃火生而土健土健而食消乃不易之定理也蓋人每不知補火之道更不知補火而有心包命門之異如胃氣衰而補命門以健胃而胃終不健如脾氣弱而助心包日以健脾而脾終不健者往往有之脾胃既不能健必致成痨而始止也又方用温化湯亦効人參三錢白茯神三錢鱉甲

痨瘵

煆碎三錢製附子五分白朮炒焦五錢嫩黄芪蜜炙五錢肉桂去皮一錢神麯炒一錢枳殼一錢白荳蔻三粒研細山查炒一錢廣陳皮一錢水煎服

有人遭遇坎坷或功名蹭蹬或家計憂愁以致欝結胸懷兩脇脹悶飲食日減顏色阻喪漸漸肢瘦形凋畏寒畏熱兩關脉沉弱人以爲憂愁而成癆也誰知是肝氣不宣木尅脾胃之土乎夫肝木最喜飛揚最愛喜悅一遇金風或遇憂愁皆欝而不伸也然而肝氣不肯自安於不伸於不伸之中而求其伸於是上不得展舒以生心下不得不尅制其脾土矣脾土既受尅制而胃

氣安能獨強胃氣既不強故飲食自少何能分潤於臟腑哉人見其悠悠忽忽不飲不食疑是蟲是痰之作祟乃用豁痰消蟲逐穢之藥肝鬱而不能開而脾胃之土更受其傷愈加困頓變成癆瘵而不治者比比也治法當養肝而開鬱又宜和中而健土肝癆之病可愈也方用養肝順適湯白芍藥炒五錢白朮炒三錢人參一錢白芥子一錢當歸身三錢真川鬱金一錢廣陳皮一錢甘草五分白茯苓三錢香附童便浸七日炒二錢川芎八分佛手陳者五分建蘭葉三張水煎服四劑寒熱退又四劑脾胃開又十劑鬱結之症盡解矣又二十劑全愈此方專入肝

脾二經又能入胃而宣土氣之沉入肝而舒木氣之滯培脾胃之傷養肝經之損所以能奏功於十全也又方用和肝適志湯亦効白芍藥炒五錢白茯苓三錢甘草五分枳殼五分沉香鎊五分神麯炒一錢香附童便製二錢當歸身三錢人參一錢杜蘇子炒一錢川貝母去心研一錢砂仁末五分青果三枚水煎服善以和解開胃宜多服爲勝

世

有尼僧寡婦失嫁之女丈夫久出不歸之妻妾相思鬱結欲男子而不可得内火暗動爍乾陰水肝血必燥以致血枯經斷朝熱夜熱盜汗鬼交日復一日年復一年飲食懈怠肢體困倦肌

膚甲錯面黑目暗脉甚沉小或大無力或弦或芤或濇或數或細者人以爲瘀血之癆也誰知是乾血之瘵乎凡婦女慾火一動多不可解慾火者相火也相火者龍雷之火也龍雷之火一動而天地變陰陽乖水隨火而沸騰火得水而炎上有不乾燥者乎夫婦女之慾火多起於肝男子之慾火皆起於腎故肝腎之火悉屬相火然而肝火者木中之火也龍雷之火喜劈木焚林者以火在木中出各從其類也夫肝火宜藏以肝藏血也以腎藏水也肝火動則血不能藏相火動則水易能竭若肝火不動則已動則不能遽止故火屢動而血屢耗動之不已則

耗之不已血安得不乾水安得不燥乎治法似宜泄水中之火矣然而火止可暫瀉以止炎不可頻瀉以損木耶方用消愁潤肝湯白芍藥炒一兩當歸身一兩葳蕤一兩玄參三錢柴胡一錢五分牡丹皮三錢地骨皮五錢白芥子一錢原熟地黄砂仁末拌蒸晒一兩香附童便製二錢廣陳皮一錢建蘭葉三張水煎服連用十劑肝氣不燥再服十劑肝火自平更服十劑血枯者滋潤又服二十劑諸症可漸愈也此方補肝木而兼補腎水水旺而木得其養木平而火息其機不必治癆而癆自退不必伐肝而肝氣自和況補肝補腎之中而仍有開鬱達鬱之藥也

彼徒補肝血徒瀉肝火者尚隔一層耳又方用加味逍遥散亦神白芍藥一兩白朮炒三錢當歸身五錢白茯苓五錢柴胡一錢五分甘草一錢牡丹皮三錢炒黑梔子二錢地骨皮三錢原生地黄砂仁末拌炒鬆一兩廣陳皮一錢川貝母去心研二錢青果五枚水煎服

有人濕熱積於脾胃又加生冷之物存而不化久則變成寸白之蟲或結成蛔蟲之類以致腹痛肚疼面黄肌瘦盜汗淋漓氣怯身羸闌脉或伏或動人以爲傳尸之癆也誰知是蟲積傷於脾胃之土乎夫蟲之生者雖因於濕熱之化而濕熱之積實因於

癆瘵

脾胃之虛土堅之處蟲不能生土鬆則水入水入則濕留濕留則熱熱與濕積相合而生蟲蟲盛則傷脾胃之土矣然則治法不必用殺蟲之藥但健脾胃之土則蟲宜皆去然蟲居土之中既已成穴則子孫繁庶可知使單健其脾胃之土土氣薰蒸蟲未必死雖死亦未必盡能去也故健其脾胃仍須佐以殺蟲之味則拔本塞源斬草除根之道也方用培土除根湯白朮炒五錢檳榔二錢史君子肉二十個人參二錢白薇二錢山查炒二錢廣陳皮一錢神麴炒二錢炙甘草二錢川黃連五分百部一錢水煎服一劑蟲下二劑蟲大下三劑蟲盡滅矣不必四劑也

再用加味四君子湯調理其脾胃耳人參二錢白朮土炒五錢白茯苓三錢炙甘草一錢懷山藥四錢當歸身三錢砂仁末五分南棗五錢水煎服二十劑則精神復舊也此方殺脾胃中濕熱之蟲非殺骨節中血肉之蟲也血肉之蟲每有靈機治之最難因蝕入身之血肉又吸骨中之精髓藏於骨節之中雖有靈丹亦難拔除往往傳人而死濕熱之蟲原無知識建功甚易因吸外來之水漿蝕胃中之五穀伏藏於腸胃之中故投以殺蟲之劑無不立除況以治癆蟲之法以治濕熱之蟲而取捷也又方用鰻羹飲亦神鰻魚一觔洗淨煮湯四碗另用懷山藥五錢

白术炒五錢白茯神三錢六神麯炒三錢百部二錢川椒五分史君子肉二十個魚湯二碗煎八分服渣再用魚湯二碗煎六分服二劑蟲全除矣

有人好飲麯蘖致成酒積脾氣損傷五更作瀉久則淹淹忽忽飲食少思時多嘔吐盜汗淋漓診右關脉濡弱帶數左尺脉亦濡大無力人以爲酒癆之病也誰知是脾腎兩虧而傷濕熱乎夫酒從胃而入似宜傷胃不知酒雖入於胃而布之者脾也脾所惡者濕而酒性濕是脾之所惡也濕氣在脾脾之氣不能傳布而移之於腎腎雖水藏藏精而不藏濕酒氣薰蒸腎受酒氣之

毒仍傳於脾而脾無所布遂傳送於大腸大腸又惡酒濕之傳不容久留而作瀉矣飲酒既多下瀉必甚瀉下既多必亡陰也人亡其陰安得而不病乎蓋人之貪飲酒者有加無已不至腐腸爛胃而不止然則治法必須先戒酒而後以化酒之藥以解酒毒仍以健脾益腎之品以救其火土之衰則酒痨之病庶幾其可瘳乎方用扶脾解酒散白术炒焦五錢山茱萸肉五錢葛花二錢六神麯炒二錢川黄連五分肉桂三分白茯苓三錢人參二錢水煎服十劑瀉輕又十劑瀉止又十劑而酒積盡除又十劑胃氣大開嘔吐盜汗皆止又十劑病愈此方脾腎兩補分

解酒濕之毒惟是酒性大熱今用黃連以解熱毒是矣何必又加肉桂以助其熱者何也不知濕之不行由於命門之火衰也命門之火為真火所以真火衰而邪火自盛真火盛而邪火自衰則邪水自流矣又方用健土分消飲亦効白朮炒焦一兩白茯苓五錢肉荳蔻麵裹微火煨研二錢柞木枝三錢人參二錢破故紙炒一錢車前子二錢水煎服

有小兒多餐水果恣食肥甘以致成疳身體黃瘦毛豎膚焦形如猿猴狀如刺蝟食土食炭診脾胃之脉虛小而緊氣口脉又大人以為童子癆也誰知是有傷脾胃虛寒之病乎夫小兒純陽

本不宜虛寒也然而先天無虧而後天每不能無損蓋先天屬腎後天屬脾胃也小兒餐水果食肥甘正坐於傷脾胃耳脾胃一傷而五臟之氣不能行六腑之氣不能運小兒性格不常何知樽節水果仍餐肥甘仍食欲不成病何可得乎治法補其脾胃之氣調其飲食之傷原可隨手奏效寧至成童癆之病哉無如治者每以寒涼胆草蘆薈黃連之類以瀉其火以半夏枳實檳榔厚朴之類以豁其痰以麥芽山查枳殼大黃之類以逐其積以雷丸苦練根之類以殺其蟲更有鐵屑丸四消丸之品以消其疳以至兒不勝任反消損其臟腑真元之氣無異下之石

癆瘵

也方用四君子湯加味救之人參二錢白朮炒二錢白茯苓二錢甘草炙三分製附子一分嫩黃芪蜜炙二錢神麯炒五分懷山藥二錢南棗三枚生薑一片水煎服二劑而神氣轉四劑而黃色退連服十劑肌肉長再服十劑諸症全愈此方原是補氣之劑補氣者補脾胃之生氣也小兒之病未有不傷其中氣者今大補其脾胃之元氣以培萬物之母使脾胃之氣一健而疳癆之病所以易痊耳又方用加味六君子湯亦妙人參二錢白朮炒焦二錢白茯苓二錢炙甘草三分製半夏四分廣陳皮五分肉桂二分肉荳蔻麵裹煨研五分穀芽炒五分山查炒五粒

砂仁末四分大棗三枚煨薑一片水煎服

有人感染尸蟲腰疼足軟畏寒畏熱精神倦怠飲食無味手足心熱體瘦痰多諸脉漸虚弱遂至成癆其症與所感之病人無異世爲傳尸癆者男子自腎傳心由心而肺由肺而肝由肝而脾女子自心傳肺由肺而肝由肝而脾由脾而腎五臟復傳六腑而死矣此古人之言也而孰知不然傳尸癆症感病人之蟲視蟲所入之臟即於是臟見病無不傳於脾而死不必五臟之皆傳也彼五臟之皆傳者乃自傷於腎由腎而傳心心而肺肺而肝肝而次於脾耳以自傳而爲傳尸之病則悮之甚矣所以治

傳尸之病不必同於治自傳之症也雖然傳尸之蟲雖不擇臟而入治法必須補胃腎爲主而佐之殺蟲之味蓋胃氣不敗而津液能生腎水不涸而火氣能伏且胃爲腎之關門胃氣能旺而腎水可生傳尸之病未有腎水不竭者也此腎與胃之二經必宜兼補耳方用滅怪驅尸丹人參五錢山茱萸肉一兩懷山藥五錢當歸五錢乳香去油一錢䗪蟲十四個水蛭火煅死十四條二蠶沙三錢五靈脂三錢骨碎補去毛五錢七刺鱉甲醋煅七次大者一張麝香五分各爲細末煉白蜜爲丸硃砂二錢水飛爲衣每日服百丸此藥服完而傳尸之蟲滅跡矣古人傳

祛逐癆蟲之藥多至損傷胃腎所以未能取効今用人參以固胃而助脾同山藥山茱以補腎且山茱又是殺蟲之味加之鱉甲以入於至陰之中同蝱蟲水蛭以蟲攻蟲則易於取勝尤恐有形之物不能深入於尸蟲之穴加當歸以行動血中之滯加猴薑以行其骨髓之傷使麝香乳香以開竅引諸藥直入蟲穴而殺之也復慮蟲蝕補劑而未肯速去更加五靈脂二蠶沙者乃寒號蟲與天蟲之糞亦能殺蟲蟲遇蟲之糞則棄而不食則參歸萸藥得行其補益之功力助諸藥以取捷也前方中除去蝱蟲水蛭可覓啄木鳥一隻帶毛塩泥封固火煨熟去土焙燥

研細末同和前藥爲丸服之更妙因此鳥善取木中之蟲所以用之以臧肝腎吸精血之蟲耳又方用息椎生髮散亦治傳尸之癆瘵用室女頂門生髮一小團水洗淨油垢醋浸一宿日中晒乾紙撚燒存性川芎五錢當歸五錢廣木香二錢桃仁去皮焙二錢安息香一錢明雄黃一錢江上活大鯉魚頭一枚生截斷醋炙乾全蝎頭足尾俱全者頂大爲佳二枚焙乾各爲細末分四服每服井水一大碗入參五分桃頭葉七張淨室中煎七分入有節降真香五分燒北斗符入藥中月初五更空心向北目天咒曰瘵神瘵神害我生人吾奉

帝敕服藥保身急急如律令咒五遍面北服藥畢南面吸生氣一口入腹中燒降真香置床下午時又如前服藥如無力服人參者用北沙參三錢代之亦可平常多食鰻魚也能殺蟲而不傷胃亦最益人

北斗符　敕　　念北斗咒硃砂書符

有人得鬼疰者夢遺鬼交泄精淋滴沉沉默默不知所苦而無處不惡經年累月而不瘥其脉或大或小或滑或促或伏而不見人以爲鬼祟之脉漸就面色無神肌肉瘦削飲食減少日就困頓以至於死傳染上下大小無不生尸蟲之病是重於傳尸

癆瘵

也蓋傳尸止病於一人一人死而一人又病非若鬼疰之重也此等之病雖是寃鬼相纏然初起之時未常非尸蟲引之也夫尸蟲作祟已能殺人况又有鬼邪相輔變動不一其爲害也更甚於傳尸多至滅門絶户實可傷也藹雅川曾傳獺肝散以救人然止可救傳尸之初起者而不可救已深之鬼疰病矣今逢異人傳方名爲三清丸茅山蒼朮去毛米泔水浸透切片炒八兩人參焙燥三兩山茱萸肉炒十六兩白薇炒三兩䗪蟲焙燥三兩陳阿膠蛤粉炒成珠三兩白芍藥酒拌炒十兩鰻魚骨焙燥三兩白朮土炒十六兩栢子仁去油炒四兩地骨皮炒十兩

北沙參炒五兩肉桂去皮切片一兩地栗粉炒十六兩神麴炒三兩川貝母去心微炒二兩桃葉頭四十九個焙燥各爲細末煉蜜爲丸硃砂二兩水飛爲衣每日早晚各服三錢服一月而鬼氣散服二月而尸蟲死矣一家盡服之斷不致有瘵門絶户之禍也此方補陽氣以制陰則鬼不敢近瘵尸氣以殺蟲則祟不敢藏有攻之益而無攻之損起白骨而予以生全救闔家而令其壽考功實偉焉又方用驅邪散痊丹亦佳七刺鱉甲煅醋淬七次爲末五錢狐心焙燥爲末一錢人參二錢鮮菖蒲一錢虎骨醋煅研末二錢神麴炒二錢山茱萸肉五錢白芍藥酒拌

炒五錢白薇一錢茅山蒼朮去毛米泔水浸透切片炒五錢硃砂水飛五分桃頭葉七個水煎調服一月尸蟲盡殺鬼怪驅散而痊病全瘥也

有人花前月下兩相盟誓或阻於勢而不能合或盡於緣而不能遂遂思結於心中魂馳於夢寐漸而茶飯懶吞語言無緒悠悠忽忽終日思眠面色憔悴精神阻喪畏寒畏熱骨中似疼非疼腹內如饑非饑其心脈沉細而微諸脈亦沉弱人以為瘵病也誰知是相思之病乎夫相思之症原不必治遇情人而鬱病解矣然而情人何易急得醫道豈竟無他治哉大約相思之病先

傷於心後傷於肝久則傷於脾胃欲治相思之症宜統心肝脾胃四經治之多有得生者未可信古人之言以相思之症爲不可治之病也夫傷心之病本不可治如何相思之傷心猶爲可救乎蓋思其人而不得必動肝火火動生心其實一綫之延正藉此肝木之火以生心也用平肝解鬱之品佐之補心安神之味又益之開胃健脾之藥則肝氣一舒心火自發不必去生脾胃之土而相思之症逐漸衰也倘更加人事之挽回何病之不可愈哉方用遂心湯製香附一錢白芍藥炒五錢荆芥五分麥門冬去心三錢白茯神三錢白朮炒三錢棗仁炒研三錢人參

一錢神麯炒五分甘草三分柴胡五分白芥子五分鮮石菖蒲五分川貝母去心研二錢建蘭葉三張水煎服十劑肝氣開又十劑心氣開又十劑脾胃之氣大開矣此方補多於散貴在調和不貴在驅邪也倘作癆瘵治之反無生機矣又方用解鬱開心丹亦妙白芍藥炒五錢柴胡八分製香附一錢真川鬱金一錢棗仁炒研三錢白茯神三錢巴戟天二錢蓮子心二錢麥門冬去心五錢丹參三錢桂圓肉五錢青果三枚水煎服

夢遺精滑論

經曰夢遺精滑濕熱之乘蓋人之生也非精無以立其基非神無以善其用神非精則無以養精非神則無以附蓋精猶水也神猶火也腎者精之舍也心者神之藏也故精之藏受雖在腎而精之主宰則在心若心氣恬靜則君相之火各安其位而神藏於心精守於腎也若有所慾則心動而神馳神馳而精自走也每見少年多慾之人目有所覩心有所慕志亂於中神馳於外以致心火一動相火隨之君相交感變化莫測爲物所有因夢鬼交而精道行焉是曰夢遺經又曰思想無窮所願不得意

淫於外入房太甚宗筋弛縱發爲白淫夢遺精滑是也又有不因夢遺交接心事不動其精不時流出陰腫或癢或痛馬口閉結作疼此亦濕熱不清君相之火無所伏制水挾熱而行焉故曰遺精又有思想不遂或交媾失常以致相火妄動無時不然精道之氣熱思而動其精不待動作而來故曰精滑又有濕熱之氣不流則滞濁之氣蘊蓄而不能發越留聚膀胱甚則小解作痛以成濕熱之症故胞中渾濁之物自上而下泛泛然從小便而來乃曰白濁世之治者不究經旨槩以腎虛而用澀精補腎之藥往往不効者殊不知濕熱以乘之也然亦有用心過度

心不攝腎而致者有因色慾不遂精氣失位輸精而出者有年壯氣盛而無色慾精氣滿而溢者有色慾太過滑泄不禁而得者有小便出而精亦出者有莖中痛癢而精不禁者有耳目見聞其精卽出者謂之白淫有縱情房勞大泄不止精盡繼之以血氣喘體冷者謂之精脫以上諸症屬濕熱君相之火居多乃因水中火發之症也但不可執一途而論夢遺者夜夢所交而精泄由心火旺而腎水衰也經謂非君火不能動其相火非相火不能輸其精治宜清心益腎使水勝火息其夢可止而精自不走也遺精者不因房事不自知覺而精流出者此因淫慾太

過或思想無窮遂至心不攝腎陽虛不能維持使精氣失位令人肢體倦怠飲食減少治宜益陰固陽則遺精可止也如年壯氣盛久絶色慾精滿而遺泄者不必純用補腎填精宜清火自愈精滑者不因夢交而精自滑出此因房室過度不能滋養精元腎本空虛不能調攝正氣則精無所統故妄流而爲精滑者矣治宜固腎填精補養正氣則精可不滑也如便濁者與前諸症大不相同經曰便濁本熱有痰或虛血虛而濕熱者爲赤濁氣虛而濕熱者爲白濁始因血氣赤白之分終無氣寒血冷之異或有小便已停片時方有二三滴沾入裩内者乃遺瀝之由

亦因腎中之水火皆衰宜當陰陽並補則遺瀝自瘥更有一種比之遺精微少但初便下白或如粉漿或如鷄子清或滑如油或甜如蜜或冷如冰面色慘白此因腎氣不固為漏脫之遺瀝也若手足稍冰冷口淡無味腰重如石脚軟氣短瘦倦無力急宜滋補心腎使水火既濟陰陽叶和必然火不擾亂而神自清水不漏泄而精自固矣

夢遺精滑辨案附陰陽脫

有人用心過度心動不寧以致夢遺甚至口渴舌乾面紅顴赤眼閉即遺一夜有遺數次者身體疲倦日漸困頓左寸脉微虛而

左尺脉滑動入以爲腎虚之過也誰知是心虚之故乎夫心靈寧靜不喜過勞過勞則心動心動則神揺而火起火必上炎則水火相隔心之氣不能下交於腎而腎失心之交則腎之關門有開而無閉矣蓋腎之氣必得心氣相通而始能藏精而不洩今心不能攝腎則精焉得而不走乎雖然心未常不惡腎之不藏精也無如心欲攝精而力不能也然則治法烏可舍心而他治哉故補心中之虚而攝腎中之精亦在其内矣方用補心交腎丹人參三錢白朮炒三錢白茯神五錢棗仁炒研五錢懷山藥五錢芡實五錢甘草五分當歸身三錢北五味子三分麥門

冬去心五錢建蓮子五錢水煎服四劑夢遺止十劑永不再遺也此方大補心氣之虛全不去瀉心中之火蓋火之動由於心之過勞此火乃心之虛火而非心之實火也實火可瀉虛火宜補世人以實火治之此夢遺之所以不能止也又方用養神斷遺丹亦効人參二錢懷山藥五錢杜芡實五錢麥門冬去心五錢遠志肉一錢丹參三錢北五味子一錢白茯神五錢建蓮子五錢水煎服

有人朝朝縱慾漁色不厭遂至夢遺不能止其症腰足痿弱骨節痠疼夜熱自汗終宵不乾左尺脉大而芤人以爲腎火之盛也

誰知是腎精之竭乎夫腎中水火兩得其平久戰尚不肯泄夢中之遺實水火之不平耳火衰而水旺者亦能遺水盛而火衰者亦能遺也二者相較火衰而遺者輕火盛而遺者重輕者略補火而即痊重者非大補水而不能愈蓋補火之功易於接續而補水之功難於滋益也治法不必瀉火止宜補水水足可以制火耳方用填精除夢丹原熟地黄一兩北沙參五錢北五味一錢懷山藥五錢芡實五錢白茯苓五錢山茱萸肉五錢地骨皮三錢黑料荳皮三錢建蓮子三錢水煎服連服十劑夢不遺矣再服一月全愈此方純是填精壯水絶不入澀精之藥以夢

遺愈澀而愈遺也今補其精則水足以制火之動火不動則精亦不走而止也何必澀精以止遺不但不澀精而且用通利之藥者以夢遺之人精竅閉而尿竅反閉用其通利者通其尿竅而不通其精竅也尿竅通利火氣自散而精竅自閉矣倘用澀藥精竅未必閉而尿竅反閉矣何日是止精之時哉又方用添精止遺散亦効原熟地黄一兩麥門冬去心五錢懷山藥五錢芡實五錢枸杞子五錢北五味一錢白茯苓五錢建蓮子二十粒水煎服

有人怒氣傷肝忽然夢遺久而不止凡增煩惱泄精更多其症兩

脇皆悶火易上升於頭目飲食倦怠發躁發脹肝脉沉濇或虛弱或弦大或芤短人以爲肝火之動也誰知是肝血之燥乎夫肝中有火得血則藏何無血則不能藏也蓋肝中之火木中之火也木缺水則木乾肝少血則肝燥乾燥之極肝中之火不藏乃越出於外往來心腎之間遊魂無定多作淫夢者因肝氣之虛也治法補肝經之血而少瀉其木中之火又宜順其氣氣順則火自降魂自歸肝心腎之舍不擾何夢而再至於遺也方用安魂順氣丹當歸身五錢白芍藥五錢甘菊花二錢北五味子五分白茯神五錢白朮炒三錢炒黑梔子一錢金櫻子去毛核

三錢香附童便浸三日炒二錢甘草五分陳佛手五分水煎服二劑肝火平兩脇不悶又二劑肝氣潤躁脹皆除又二劑夢遺止矣再服十劑可以不發此方寓瀉於補之中寓止於順氣之内魂必返於肝舍精必收藏於腎宅也何淫夢之走泄哉又方用順肝滋燥丹亦効白芍藥炒五錢懷山藥五錢杜芡實五錢白茯神四錢棗仁炒研三錢炒黑梔子二錢當歸身五錢柴胡一錢川芎一錢砂仁末五分沉香鎊五分磨用更妙青果三枚水煎服

有人心氣素虛力難久戰然又思慕美色心中怦怦遂至夢遺其

症陽痿不振易舉易泄夜夜夢遺後且不必夢亦遺見色而心易動聽女音而神馳聞淫語而精流往往走失不止面黃體瘦自汗夜熱心脉芤數腎脉滑動人以爲心腎兩虧之病也誰知是心包之火妄動乎夫心包爲心君之臣亦屬相火代君行令者也若心氣旺則心包奉君令而不敢上奪其權故心氣衰則心包雖奉君令而反自行其權則相火妄動矣相火既動而腎中相火亦來相從二火俱動欲精之藏於腎宮得乎治法必須補心經之衰亦宜補腎精之乏兼瀉心包之火則夢泄不斷而自遺亦可止也方用補心止遺丹人參三錢雲茯神三錢當歸

身五錢麥門冬去心五錢遠志肉二錢巴戟天二錢懷山藥五錢芡實五錢黑玄參二錢北五味子五分菟絲子淘淨五錢蓮子心五分水煎服四劑夢遺減少再服四劑自遺亦少服一月夢泄自遺均愈服三月不再發此方補心爲本補腎爲根瀉心包爲標蓋心包之旺原因於心氣之衰腎氣之乏補其心則心旺而君主自權補其腎則精足而陰可伏陽水火既濟何愁心包之火不退也況又加玄參蓮心以清之所以夢遺自遺可止矣但必須多服始能奏功烏可責旦夕之効哉又方用蓮子清心丹亦効黑玄參二錢原生地黃五錢牡丹皮三錢丹參三錢

懷山藥五錢芡實五錢蓮子心一錢麥門冬去心五錢遠志肉一錢北五味子五分天門冬三錢水煎服

有人素常縱慾又加勞心思慮終宵仍然交合以致夢遺不止其症口渴飲水多飲又復不快臥不安枕易驚易懼舌上生瘡脚心氷冷腰痠若空脚顫難立骨蒸潮熱神昏魂越心脉芤結腎脉動數人以爲心腎之虛也誰知是心腎二經之火妄動而爲夢遺之症乎夫心中之火正火也正火必得腎水以相濟腎中之水真水也真水必得心火以相交故心火一動而相火隨之也心腎兩動則二火相合而沸騰况火性炎上水必下流於是

心腎未濟則關門大開其精安得而止之然則何以閉關而止遺乎治法卽補其心中之虛仍補其腎氣之乏不必純瀉其火使心腎兩交水升火降而玉關自閉也方用兩儀止遺湯人參五錢原熟地黄一兩懷山藥五錢芡實五錢白术炒焦四錢棗仁生用五錢川黄連五分肉桂五分建蓮子五錢水煎服四劑遺少止再服十劑遺全止更服二月諸症全愈此方乃心腎交合之聖劑引火歸經之神丹心腎交則君相無上炎之虞火歸經則玉門自易關鎖也又方用水火兩寧丹亦効原熟地黄一兩麥門冬去心一兩川黄連一錢肉桂五分懷山藥一兩芡實

夢遺精滑

一兩牡丹皮三錢桑螵蛸瓦上焙燥研細末三錢建蓮子五錢水煎調服如下焦火衰者可用金鎖丹亦妙茴香炒一兩葫蘆巴炒一兩破故紙炒一兩白龍骨煆一兩廣木香切片不見火一兩胡桃三十個去殼研膏羊腎三對破開青鹽五錢水少許煮熟搗研如泥將藥爲末和二膏研勻酒浸蒸餅杵爲丸如梧桐子大每服五十丸空心陳酒送下

有人專攻書史誦讀不輟至四鼓不寢遂成夢遺之症久則玉莖着被精隨外泄不着則否飲食減少倦怠頓困寸脉與腎脉芤滑或動人以爲心火之盛也誰知是腎火隨心火之奔越乎夫

心火易動而難靜人一日之內無刻不動心也動心一日全籍夜分之安寢則心之血歸於肝中而腎水來滋雖腎水本來養肝心氣既歸於肝中肝亦得水有不養心者乎自然以養肝者養心矣況腎水雖來滋肝未嘗不滋心也心既得肝氣之養又得腎水之滋則心猶不動也惟過勞其心則心血耗損血不能歸肝而火熾腎見心火之沸騰腎畏火炎而不交矣況腎未必平而水源本虧水虧而火更旺火以引火心火乘熱而入客於下焦以鼓其精房於是精熱不能閉藏而外泄矣此症氣虛極欲脫之象耳方用濟心絕夢丹人參三錢麥門冬去心五錢白

茯神三錢白朮炒焦三錢原熟地黃一兩杜芡實五錢懷山藥五錢北五味子一錢玄參三錢菟絲子淘淨五錢丹皮三錢當歸身三錢棗仁炒研三錢廣陳皮一錢蓮子心二錢水煎服十劑輕二十劑更輕三十劑疾愈此方養心之聖藥補腎之妙劑合心腎而兩救之也或疑火盛之極宜多用瀉火之味矣不知火起勞心是火乃虛火而非實火虛火宜補而不宜瀉所以大補心腎則虛火自安倘執君火爲實火而妄用大寒大瀉之藥則生機頓失矣又方用養陰除遺丹亦效原熟地黃一兩金櫻子去毛核碎五錢杜芡實五錢懷山藥五錢麥門冬去心五錢

黑玄參二錢　左牡蠣煅研三錢　栢子仁三錢　棗仁炒研五錢　遠志肉一錢　北五味子五分　水煎服

有人至夜脊心自覺如火之熱，因而夢遺，診尺脉洪大而數，人以爲腎中之督脉受熱也，誰知是腎水將涸而河車之路熱乎。夫河車之路即脊骨之椎也，夾脊者乃腎水之要道，亦腎火之通衢也。水火並而爲腎，水火相濟而河車之路平和，水火相勝而河車之路阻塞。路阻者無火而不能流行也，路塞者無水而不能灌注也。無火相溫則精氣下流而乏竭，無水相通則火氣上炎而成熱，火既炎燒，自然水必枯涸，脊心安得清凉哉。治法救在上之火炎必先沛在下之水涸使水足火息黃河始可逆流也方用大沛挽流丹原熟地黃一兩懷山藥五錢白朮炒焦四錢建澤瀉二錢牡丹皮三錢黑玄參三錢北五味子二錢山茱萸肉五錢地骨皮三錢龜板膠三錢水煎服十劑脊中之熱解二十劑夢遺之症絕此方純是補水之味恐補水不足以治其遺故多加酸收之味者夫夢遺之症愈澀愈遺滋何用酸收而不顧乎不知河車之路最喜酸歛之味非酸歛之味則水不能逆流終夜夢遺水成順流之勢水順流之至則火逆衝之至矣酸收之味用之於濅渥之中則水自逆流而上可以救中谷之

焚則火自順行下降何至夢遺之不止哉又方用填精充滑丹亦効原熟地黄一兩山茱萸肉一兩懐山藥五錢杜芡實五錢北五味子二錢金櫻子去毛核碎三錢黑料荳皮三錢枸杞子五錢白术炒焦三錢水煎服

有男子久戰不已忽然樂極情濃大泄不止精盡繼之以血氣喘而手足身體皆冷脉伏而不見人以爲男子脱精爲陽脱女子脱精爲陰脱其實男女俱有陰陽之脱不必分男女以治之也大約脱症俱宜治陽蓋精脱之後精已盡亡是無陰也而陽氣亦在将脱未脱之際若不急救其陽氣而純救其陰精則陽氣

一散歸陰甚速況補陰之功甚緩而補陽之功最速故陰性遲而陽性速徒治其陰則迂緩而難濟事倘執補陰之説陰已盡泄内絶真陰之根又何從而補起是補陽可以生陰而補陰難以續陽也或疑精盡繼之以血似乎血亦宜止而止血之藥要不外乎閉澀養陰之味但内已無陰何從閉塞不若用補氣之劑以助其陽使陽旺自能續陰此爲不澀之澀也方用補陽救脱湯人參二兩白朮炒焦一兩川附子製二錢巴戟天五錢菟絲子淘淨二兩水煎服一劑血止二劑陰生四劑可以不死後去附子加原熟地黄一兩當歸身五錢甘枸杞子一兩白茯苓

四錢懷山藥五錢水煎服調理二月而痊此方補陽氣之聖藥實生精之靈丹君主人參回絕續於無何有之鄉用白朮以通利其腰臍之氣用附子以追其失散之元陽用菟絲子迎正陽之氣而填精髓用巴戟天補其心腎之陰仍是補陽之味則陽回而陰亦回也倘不用人參止用附朮巴戟菟絲亦可奪命於須臾然無人參為君主之味則附子之性無以駕馭恐有陽暴生熱而不生陰之弊所以用補陰之藥濟其後亦不至有陰陽偏勝之虞耳又方用參茸續陽湯亦妙人參二兩製附子三錢北五味子三錢鹿茸燎去毛酥炙燥研細末五錢水煎調服最

易生發元陽而驟補精血功勝前方

有婦人愛風月者盡情浪戰以致虛火沸騰陰精下脫死去更甦頭目昏暈脉極微渺若無止存遊氣人以爲陰脫也誰知是陽脫乎婦人主靜而不主動最難泄精然婦人滿身純陰惟腎中是陽氣也在卦爲坎爲水其外陰而內陽男子在卦爲離爲火其內陰而外陽是以離中虛坎中滿也坎中之陽氣盛始陰精而成人離中之陰精旺得陽氣而成仙故男子欲成仙者必取坎填離使離中不虛體自純陽而長生不死矣然而能取坎中之陽者舉世絶少此乃天機仙道人道盡乎此矣凡婦人陰精

下泄必自動之極而漏泄之時其樂有不可言者正泄其陽氣也然陽氣之泄將一身骨髓之真陽盡從胞胎之管而噴出然亦止泄其氣而非泄其精也故男子骨大自能藏精以泄水女子之骨小不能藏精而泄氣也惟火動之極則肝氣大開血不藏矣血不藏則水亦不能固而腎中之真陰亦隨之俱洩矣當此之時婦人乃動極而不能自止情願身死以殉故慾火愈動而陰愈泄及至陰盡陽竭一笑而亡惟藉男子緊抱其身以嘴哺氣陽不離陰之户然後死去還魂是陽脱而陰尚未絕耳治法可不急救其陰乎然而救陰不能回陽必須仍救陽以續陰

陰陽兑

爲得方用回陽救陰丹人參二兩嫩黃芪炙二兩當歸身一兩白茯神五錢生棗仁五錢北五味子二錢紫河車膏一兩水煎調和服一劑陽回二劑陰生然後方中再加原熟地黃砂仁末拌炒一兩山茱萸肉五錢懷山藥五錢廣陳皮一錢白术炒焦五錢桂圓肉五錢水煎連服一月可以還元如故此方先用人參以挽回於一時之陽氣而不能救涸以填陰故用河車膏者得先後天陰陽之正氣而生原是婦人所産之物以人身中之元氣補人之脫泄功可救陽氣之已脫亦能挽真陰欲絕之危再益以熟地山茱之類則善後於平日也又方用參术歸茸膏

人參十六兩白朮炒十二兩當歸身十二兩同煎少加白蜜收成膏再用鹿茸大者一對麋茸一對各燎去毛酥炙焙燥研細末入膏中和勻每服六錢早晚用白滾湯送下最妙

有人小便之時忽然寒噤脫去雖無陰精之泄然眞氣之泄即精泄之證矣然精泄之脫脫於陰氣泄之脫脫於陽其陰陽脈似有而若無者人皆以為中風之症也誰知是陰陽兩脫之病乎夫中風脈浮而多痰涎又無六經之形症非中風可知矣蓋此症之起者實因腎經虧竭而脫泄其氣也夫膀胱氣化始能小便此氣即腎中之氣也人過泄精則氣不能旺矣氣衰則精易

泄精泄而氣益微小便之時脱者未有不因交感過泄其精所致交感時精大泄而脱者因於樂極情濃交感後當小便而脱者必戰敗陽痿之人故脱於男女身上者多有回生脱於坑厠之地者每難救死蓋彼有陰陽之根此無陰陽之倚也然脱有不同倘脱去昏暈外勢縮入者尚可救援急以手拽出龜頭未使縮入後用生人奪命湯救之方用生棗仁五錢人參二兩製附子三錢白术炒二兩鮮石菖蒲一錢壯盛坎氣一條酒洗净炙燥研細末水煎調服一劑自甦二劑少健改用回陽攝陰湯原熟地黄二兩山茱萸肉一兩白术炒焦一兩白茯神五錢人

參一兩肉桂去皮一錢鹿角膠五錢水煎服調理二月全愈前方回陽於無何有之鄉後方生陰於正可續之際自然陽回而陰不至於驟絶陰生而陽不至於太亢耳或謂龜頭縮入明是寒極宜死之兆不知猶有生機者以内有陽氣未絶耳使陽已絶矣則龜頭反出而不深入也今龜頭之縮入者陰欲入陽之兆故以陽藥急救之而自甦矣又方用獨參湯亦妙人參三兩煎濃汁灌之自甦

有人大便之時一時昏暈而脱者兩目上視手足冰冷牙關不收不能言語其氣口與尺脉甚濇人以爲中風不語之病也誰知

是腎虛陰脱之症乎夫大便之能開闔者腎主之也能開而不能闔者尤腎水之衰氣乃下行至大便有滑瀉之患能闔而不能開者尤腎火之亢氣乃上升至大便有燥結之虞開闔得其常者尤腎中之水火和平則大便無燥滑之憂是大便之燥滑全責之腎也然大腸之病何能遽絶乎不知大腸過於乾燥則火爍其水而陰絶過於滑瀉則下多亡陰水制其火而陰亦絶也且大腸之絶仍絶於腎耳故腎脱而大腸亦脱惟救其腎絶則大腸自愈也方用六味地黄湯以救之原熟地黄二兩山茱萸肉一兩白茯苓八錢牡丹皮八錢懷山藥一兩建澤瀉六錢

松子肉一兩研爛水煎沖服一劑昏暈甦再劑言語出連服一月全愈此方非救脫之藥也然腎水枯而腎始絶今大滋其腎水之枯槁得滂沱之澤則溝洫之間無非生意是補水正所以救腎之絶豈大腸得水而反不能救其脫乎又方用救腎潤腸丹亦効原熟地黃二兩當歸身五錢天門冬五錢人參五錢肉桂去皮一錢牡丹皮四錢肉蓯蓉五錢水煎服

有人並不與婦人交感一聞婦女之聲音而淫精流出其心脉極荺而腎脉滑動人以爲玉門不閉也誰知是心腎[illegible]水火將憊即內經謂白淫之病乎蓋此症雖非脫症之重然亦脫症之漸

也夫陰陽之氣不能相離者也久戰不泄者腎中之水火俱旺也惟腎水衰而火易動腎火衰而水難固久戰不泄者非惟腎中之水火旺亦心中之水火旺也心火旺腎火不敢奪其權心血旺腎水不敢移其柄惟心中之水少而腎中之水始有下竭之危心中之火少而腎中之火始有下遺之患聞婦女之聲音精即出此心中之水火虛極而動也況腎中之水火原隨心君之動而外泄矣今流而不止此陰陽將脫之候亦屬危症苟不急治將與鬼爲鄰矣治法宜大補其心腎則白淫之症可止而脫泄可免也方用陰陽交濟湯人參五錢原熟地黄一兩山茱

萸肉五錢麥門冬去心五錢栢子仁三錢白龍骨火煅醋淬研二錢川黄連五分肉桂心五分當歸身五錢嫩黄芪蜜炙五錢杜芡實五錢建蓮子五錢水煎服十劑雖聞婦女之聲亦止而不流矣更服二十劑全愈此方心腎兩補少加澀精之味使精竅可閉不至玉門之大開也蓋心腎不交而玉門之關既易開心腎易交而玉門之關最難閉聞聲而流精者其精原先離於腎宫故隨聞隨出亦其中之關門大開可知所以宜用澀於補之中也又方用葆精丸亦効人參五兩白朮土炒十六兩嫩黄芪蜜水拌炒十六兩懷山藥十六兩原熟地黄九蒸九晒十六

兩杜芡實十六兩北五味子蒸三兩遠志去心四兩棗仁炒八兩山茱萸肉八兩巴戟天八兩菟絲子淘淨八兩麥門冬去心八兩白龍骨火煅醋焠三兩金櫻子去毛核四兩桑螵蛸瓦上焙燥四兩建蓮子六兩煉白蜜爲丸每日早晚用白滾湯吞服六錢一料全愈

濁淋症論

丹溪曰濁主乎濕熱但有痰有虛之不同赤屬血由小腸來小腸心之腑也心之色赤故其濁亦赤也白屬氣由大腸來大腸肺之腑也肺之色白故其濁亦白也蓋此症之起者多由思慮過度嗜欲不節以致心腎不交精元失守以爲赤白二濁之患人之五臟六腑候各有精然腎爲藏精之處而聽命於心貴乎水火既濟升降有常自然精氣內持何濁之有故赤濁者爲心虛有熱由思慮得之白濁者爲肺腎之氣虛與火同耆欲得之或言有寒者誤也內經謂諸病水液渾濁皆屬於熱言天氣熱

則水渾濁寒則清潔水體清而火體濁也然則赤白濁均屬於濕熱其辨甚明然因于虛寒者不可謂其絕無亦有得寒則凝熱則流通之可驗大約得之熱多寒少之不同耳又云思想無窮所求不得意淫於外入房太甚宗筋弛縱發爲筋痿及爲白淫此即白濁之謂耶思想無窮者心之火動也入房太甚者腎之火動也意淫于外則精離其位宗筋弛縱則陰挺不收以離位之精而當不收之挺有不時時自下者耶故古人謂敗精傷腐而成濁也赤濁者由心火熾盛血從内動濁去太多精化不及赤未變白乃虛甚也有濕熱太盛而爲濁者此因肥甘酒濕

過度釀成濕熱亦隨水穀之氣暗輸于腎使精氣濁而不清則淫溢而下也有濕痰滲入精道而爲白濁者脉必滑也大都赤者多熱白者多濕澀痛者多火滑脱者多虚腥穢者多濕熱若濁症初起而兼澀痛之甚者宜先清其火邪利其精竅有濕者先燥其濕利其小便然後再安其精氣有痰者先健土而燥[illegible]宫之濕兼豁痰而利竅及其稍久痛澀俱去惟淋不止者因脾氣下陷土不制濕而水道不清似淋非淋者當補中而升清氣有相火已殺惟心腎不交而精滑不閉屬腎虚者宜固其精思慮傷神者養其心血勞倦傷脾者補其中氣濕熱内鬱者和解

而健運其氣積熱者當清心而降火冷滑者當温補其下元治濁之法無出此矣更有五淋之症又當明之一曰氣淋爲胞内氣脹小便淋結臍下妨悶疼痛也二曰石淋爲淋下砂石塞其水道氣逆上攻頭面肢節俱腫其石有大小不同大者如梅核堅硬有稜角小者如薏米痛不可忍此由膀胱蓄熱釜底煎熬水液凝結成塊也三曰膏淋爲肥液如膏或如鼻涕此腎氣内敗精塞溺竅而然四曰勞淋因遇勞倦即發痛引氣衝則淋滴不止也五曰血淋因遇熱就發甚則溺血候其鼻頭色黃者小便難也心主血心與小腸相爲表裏熱甚則瘀流行入於胞中

與溺俱出或有每朝出積血一段長四五寸須看血色分冷熱鮮紅者熱也瘀黑者寒也大抵五淋之症多由心腎不交積蘊熱毒或酒後房慾行役勞倦服食燥熱或七情鬱結屬内傷所成者甚多更有風火鬱濕冷熱皆能爲淋内經謂脾受積濕之氣小便黄赤甚則淋又曰風火鬱於上而熱其病淋夫積濕則能生熱濕熱鬱而不散則氣道交蒸而淋病生焉治法濕積則利之熱甚則清之火鬱則發之風勝則平之此治淋之大概也若勞倦傷中而氣虛下行或房慾傷精而腎氣不固者皆令人小便淋瀝不斷時時窘迫此則似淋而實非淋也今人專以苦

衰通利爲事不知苦寒太過則中州之氣愈衰通利太過則腎經之氣愈散脾腎受傷貽患匪淺治宜識此不可概以治淋之法治之也

濁淋辨案

有人小便流白濁如米泔之汁如屋漏之水或痛如刀割或澀似鍼刺溺溲短少大便後急尺脉甚數人以爲膀胱之火成濁也此症雖是膀胱之火諒由得之入房不使暢泄而忍精者居多夫人精泄之時必由腰腎而趨夾脊透泥丸而下喉嚨百節骨髓無不同趨下走於陰器而出倘少遏抑之則精即止遏於中

途而不得散欲返原舊之百骸而不可得於是不得已而走膀胱之路欲隨溺而泄也夫膀胱化水而不化精雖與腎爲表裏尤不肯將腎中之精外泄故閉塞其口而精不得出膀胱因精在門外水阻而不行火亦不能外泄於是相火熾盛煎熬水液變爲渾濁之物礙其陰器而澀痛矣治法宜瀉膀胱之火佐以利水之味則火隨水流精亦隨火而散矣方用流行散濁湯劉寄奴三錢車前子三錢黄柏一錢白朮炒焦五錢建澤瀉三錢白茯苓五錢遠志肉一錢建蓮子三錢水煎服二劑痛少止四劑痛除濁止而愈此方用白朮以利腰臍之氣用車前茯苓以

利膀胱之水用遠志蓮子以通心腎之道用澤瀉黃柏川清腎中之相火用劉寄奴以分清而去濁因此味性速而無留滯之處取其迅逐行水不至少停片刻也又方用桂苓通濁散亦效

白茯苓一兩肉桂五分車前子五錢王不留行三錢通草二錢蓮子三錢水煎服

有人思慮過度因而小便流赤濁似血非血似溺非溺溺管疼痛脉似濇而非濇人以為濕熱而成赤濁之症也誰知是氣虛血弱而為濁乎夫思慮過度則傷心氣故心氣旺則血行心氣衰則血弱然氣虛血弱之人多不能忍精而久戰不能忍而必欲

忍則精塞水竅氣衰力不能推送血瘀則道路閉塞以致敗精留積而化膿血矣精化為血而血無所歸仍流於膀胱而膀胱之氣不利則相火猶存火性作祟所以疼痛也雖然精即化血精何能多血亦宜少何終日流而不能止不知氣也力也出於心精也血也出於腎故心生血而腎藏精精與血同類也精化血則血以引血何有底止乎治法急宜止血為要然不可徒止其血止血之中又須補氣蓋氣能化血而亦能推送其滯濁之患耳方用壯氣化濁湯嫩黃芪五錢當歸三錢廣三七二錢赤茯苓五錢牡丹皮三錢建蘭葉三張童便一盞水煎沖服二

劑疼痛止四劑赤濁除也此方用黃芪以補氣用當歸以補血氣既旺不難推送血既盛敗濁自行然精血久已外出若不用補氣補血之藥必難以生新而行舊使新血一生而舊血自止況有三七之善於止血得丹皮蘭葉以清血中之火又能舒血中之氣用茯苓童便以分水中之血又能去膀胱之瘀自然清濁不至混雜壅阻得以疏通也世人不知治赤濁之法全做濕熱治之往往不効漸至困頓耳又方用化赤丹亦妙赤茯苓一兩赤芍藥三錢遠志肉一錢炒黑梔子二錢當歸五錢黃芪五錢甘草三錢生藕節碎三段童便一盞水煎沖服一方去梔子

加生地黄一兩牡丹皮三錢更神如有死血成濁成淋者可用牛膝膏治之桃仁去皮炒一兩當歸尾酒洗一兩川牛膝酒浸一宿四兩赤芍藥一兩川芎五錢牡丹皮五錢童便二盞水十鍾煎至二鍾入麝香三分研細沖和分作四次空心服又能行血去瘀濁最神

有人下痢之時因得小便閉塞澁嘗作痛變爲白濁之物而出其脉芤數人以爲濕熱太盛之故也誰知是清濁之不分乎夫夏令盛暑熱之氣多飲涼水過餐瓜果皆能成痢是痢因濕熱所成惟是濕熱留於腸胃宜從大便而出今從小便而出者是濕

熱過盛其勢欲趨於大腸而奔迫甚急分走於膀胱而膀胱得濕熱之氣則肺金清肅之令不行欲化溺而不得遂變爲白濁之物而滲出也清濁不分者專言膀胱非言大小腸也然水入膀胱清濁之分全責其滲化之奇今因濕熱不能化非膀胱之病者誰也夫膀胱氣化則濕熱亦能出氣化者腎中真火之氣也濕熱之氣非火氣乎何膀胱不能化而反變濁耶不知濕熱之氣爲邪氣也得真火之氣而膀胱能化得邪火之氣而膀胱反閉也真火化溺而易出邪火爍溺而難出耳治法清膀胱之邪火兼逐大腸之濕熱則痢治而濁痊也方用加減五苓散治

之白茯苓五錢澤瀉三錢白术炒焦二錢炒黑梔子二錢白芍藥炒五錢檳榔一錢車前子三錢白萹荳炒研三錢建蓮子三錢水煎服四劑痢减再服四劑痢止而濁輕又服四劑濁止而愈如命門脉遲而真火衰者加肉桂一錢則膀胱之氣化能速矣此方利水以治濁何以痢先愈而濁反後愈也蓋痢本濕熱所成今利其水則濕熱易解水不走大腸而盡走於膀胱則膀胱反緩而不速故少遲奏効耳又方用分濁飲亦効蘿蔔子炒三錢白茯苓五錢建澤瀉三錢車前子三錢甘草一錢炒黑梔子三錢白芍藥三錢白术炒焦二錢水煎服

有人頭面肢節俱腫小便之中溺砂石者其色不同而堅實如石投之熱湯中頃刻不能即化其欲溺之時必疼痛欲死用盡氣力始能溺出其尺脉結而不流利人以爲砂石之淋也夫砂石之淋者必得之入房後而又行路涉水或加沐浴而至者因腎火煎熬而爲砂石之淋矣蓋腎火之盛由於腎水之衰也入房泄精水虧之後其火未能遽息後加行役以勞其筋骨則火且大動而不可止沐浴涉水似乎外水可以制火詎識腎火乃虚火也外水乘腎氣之虚直入以遏其火火不外散反閉滯於腎宫腎水者猶天地之海水也海水得火煎熬而成鹽結塊腎水

得火煅煉而成砂結塊，又何足怪乎？惟是外水澹水也，腎水鹽水也。腎火喜鹽而畏澹，一遇澹水之侵，腎火閉結而不得伸，乃行其氣於膀胱而作淋也。治法通其腎中之氣，又宜兼利其膀胱，則腎火解而砂石之塊自化矣。方用化石除淋湯：原熟地黄一兩，白茯苓五錢，薏苡仁五錢，山茱萸肉五錢，澤瀉三錢，麥冬去心三錢，玄參三錢，通草二錢，水煎服。一劑輕，二劑又輕，十劑全愈。此方不去治淋，反去補腎，使腎水旺，自能化解鹽塊，益之茯苓、薏仁、通草淡滲之藥，利其鹹味，仍走於膀胱，輔之麥冬、玄參滋肺生水，仍退腎中之熱，君主地黄、茱萸甘酸之品，滋其陰水又取其甘能化石而酸能消石也又慮其性滯而不行留而不走故使之澤瀉之鹹鹹以入鹹且攻堅而善走領羣藥直趨於腎中又能出於腎外迅逐於膀胱之裏而破其堅硬之石也倘不補腎而惟治膀胱則氣不能旺烏能化水哉又方用壯水化堅湯亦効原熟地黃一兩山茱萸肉五錢澤瀉三錢車前子三錢甘草三錢赤茯苓五錢海金砂研細二錢琥珀研細二錢水煎調服

有人感濕氣而成淋者其症下身重溺管不痛所流者清水而非白濁其脉濡弱而沉人以爲氣虚而成淋也誰知是濕重而成

淋乎蓋五淋之中惟此淋最輕然而最難愈以濕不止在膀胱一經也夫濕從下受宜感於足今足不腫而變爲淋是濕不入於脾胃而入於經絡且由經絡而入於臟腑矣然治臟腑之濕而經絡之濕宜乎盡散何淋症最難愈耶蓋濕之能入於臟腑者未有不秉虛而入也瀉濕必損臟腑之氣損氣則不能化水於膀胱濕既不化淋何能即愈耳故治濕必先利氣而利氣始能去淋也方用禹治湯白朮炒焦五錢白茯苓五錢薏苡仁五錢車前子三錢茅山蒼朮去毛切片炒五錢水煎服此方利水而不耗氣分水而不生火勝於五苓散實多蓋五苓散有豬苓

瀉腎未免過於疏决肉桂大熱未免過於薰蒸不若此方不熱不寒能補亦能利也此湯大約服至二十劑凡有濕症無不盡消不止淋病之可愈也又方用利氣化濕湯亦効白朮炒焦五錢白茯苓五錢澤瀉三錢車前子三錢嫩黃芪炙五錢沉香鎊五分水煎服

有人春夏之間偶遭風雨之侵膚又遇暑氣之逼体以致上熱下濕交蒸鬱悶遂至成淋絕無驚懼忍精之過其尺脉沉緊人以爲濕熱之濁也誰知是腎虛而成淋乎夫腎虛者腎中之火衰也腎中火衰則腎氣寒矣腎氣旣寒則火不足以衛身外邪得

以直入於腎中幸腎中之水足以外護不至深入乃客於腎之外郭腎與膀胱為表裏腎之外郭即膀胱也濕熱之邪遂入于膀胱之中代腎火以行其氣化之令然膀胱得腎中之真火而能化得邪火何能化哉且邪火不化水濕反助熱不為溺而為淋矣治法急宜逐膀胱之濕熱以清其化源然而膀胱之濕去而腎氣仍弱何能通氣於膀胱邪閉於內恐變他症矣故於利濕利熱之中更須益腎中之氣之為善耳方用益正驅邪散

白朮炒焦五錢　香薷二錢　薏苡仁五錢　肉桂五分　車前子三錢　澤瀉三錢　白茯苓一兩　淡竹葉二錢　水煎服十劑病愈此方分

解暑濕之氣，又不損腎中之正，所以腎氣相通而膀胱自能氣化也，何淋之有哉？又方用固腎散淋湯亦効：白朮炒焦五錢，杜仲炒五錢，白茯苓一兩，薏苡仁五錢，肉桂五分，黃柏一錢，荊芥一錢，荷梗三寸，水煎服。

有人交感之時，忽聞雷轟，忽值人至，不得泄精，遂至變成白濁，溺管疼痛，宛如鍼刺，診左關尺脉芤動，人以為敗精所成也，誰知是胆氣之阻塞乎？夫胆喜疏泄者也，今胆氣受驚，則收攝過多，而十二經之氣皆不敢外泄，精亦阻住而不得流，遂蓄積於膀胱陰器之間而壅塞為淋也。治法舒其胆氣之阻，少加導水之藥則胆氣可伸自能得決其已往莫禦之氣自然水通而精化也方用壯胆導水散枳殼一錢車前子三錢白芍藥酒拌炒五錢茅山蒼朮去毛切片炒三錢滑石水飛二錢木通一錢薏苡仁三錢白蒺藜炒碎三錢澤瀉二錢鮮竹茹三錢水煎服四劑痛輕再服四劑淋止而愈此方雖導水之味居多然導水之[illegible]仍是抒胆之氣故胆氣壯而淋濁愈矣又方用舒胆化淋湯亦効柴胡一錢白芍藥酒拌炒五錢黃芩一錢車前子三錢白茯神五錢澤瀉二錢炒黑梔子二錢茅山蒼朮去毛切片炒三錢水煎服如有痰者加製半夏二錢廣陳皮一錢白朮炒焦[illegible]錢

鮮竹瀝三匙薑汁一滴沖服更神最能温胆定驚豈止治有痰之淋濁也

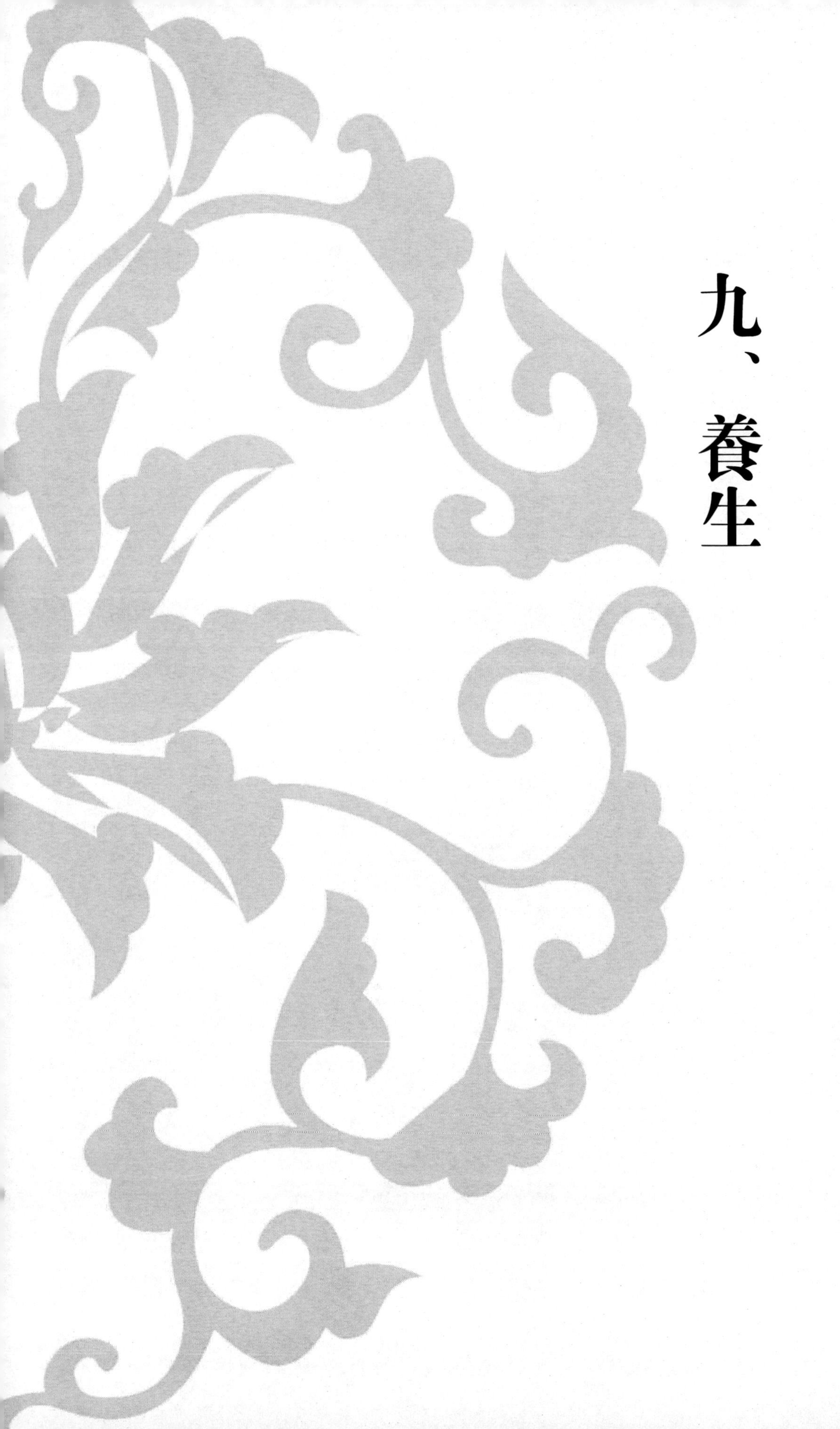

九、養生

衛生要術一卷

〔清〕徐鳴峰撰 〔清〕潘霨編

清抄本

衛生要術一卷

本書爲中醫養生專著。又名《易筋經八段錦合刻》。潘霨（一八一六—一八九四），初字燕山，後改字偉如，號韡園，晚號心岸，吴縣（今江蘇蘇州）人，官至貴州巡撫。精於醫，歷官所至，恒以醫濟民。今所傳《韡園醫學六種》，乃潘霨在江西時輯刻。潘霨在本書序文中言道：『兹編取豐城徐鳴峰本，參之醫經各集而略爲增删。』徐鳴峰爲清乾隆年間人，於乾隆三十六年（一七七一）編纂了《壽世傳真》一書，其中的『十二段錦』『分行外功訣』和『内功圖』被潘霨略加修改後編入《衛生要術》。《衛生要術》中的《易筋經》十二圖勢，則取自道光年間來章氏輯本《易筋經》。但是有關十二圖勢的來源，説法不一，來章氏輯本《易筋經》中曰『此功昉自釋門』，而《衛生要術》則附會説『達摩西來，傳少林寺』，且《衛生要術》的十二幅圖勢全部由俗裝變爲了僧裝。

原夫人之生死病之輕重　先視元氣之有亡所謂元氣者何五臟之真精即元氣之分體也而究其本原道經所謂丹田難經所謂命門内經所謂七節之旁有小心陰陽開闔存乎此呼吸出入係乎此無火而能令百體皆溫無水而能令五臟皆潤此中一綫未絕則生氣一綫未亡胥賴乎此人之臟腑經絡血氣肌肉一有不慎外邪干之則病古之人

以鍼灸為本繼之以砭石導引按摩酒醴等法所以利關節和血氣使速去邪邪去而正自復正復而病自愈平日尤重存想乎丹田欲使本身自有之水火得以相濟則神旺氣足邪不敢侵與其待疾痛臨身呻吟求治莫若常習片刻之功以防後來之苦雖壽命各有定數而體氣常獲康强於平時矣茲編取豐城徐鳴峰本參之醫經各集而畧為增删

凡於五官四體各有所宜按摩導引者列之於分行外功内任人擇取行之仍取前人所定合行十二段法載於歌訣俾得照依次序遍及周身此皆盡人可行隨時可作功簡而賅效神而速不須侈談高遠而却病延年實皆信而有徵即老子赤松子鍾離子所載節自亦不外此誠能日行一二次無不身輕體健百病皆除從此翔洽太和共登壽域不甚

十二段錦總訣

閉目冥心坐　握固靜思神

叩齒三十六　兩手抱崑崙

左右鳴天鼓　二十四度聞

微擺撼天柱　赤龍攪水津

鼓漱三十六　神水滿口勻

一口分三嚥　龍行虎自奔

閉氣搓手熱　背摩後精門

衛生要術

盡此一口氣　想火燒臍輪
左右轆轤轉　兩脚放舒伸
叉手雙虛托　低頭攀足頻
以候神水至　再漱再吞津
如此三度畢　神水九次吞
嚥下汩汩響　百脉自調勻
河車搬運畢　想發火燒身
舊名八段錦　子後午前行

勤行無間斷　萬病化為塵

以上係通身合總行之要依次序不可缺不可亂先要記熟此歌再詳看後圖及各圖詳註各訣自無差錯十二圖附後

十二段錦第一圖

閉目冥心坐握固靜思神

盤腿而坐緊閉兩目冥亡心中雜念凡坐要豎起脊梁腰不可軟弱身不可倚靠握固者握手牢固可以閉關却邪也靜思者靜息思慮而存神也

十二段錦第二圖

叩齒三十六兩手抱崑崙

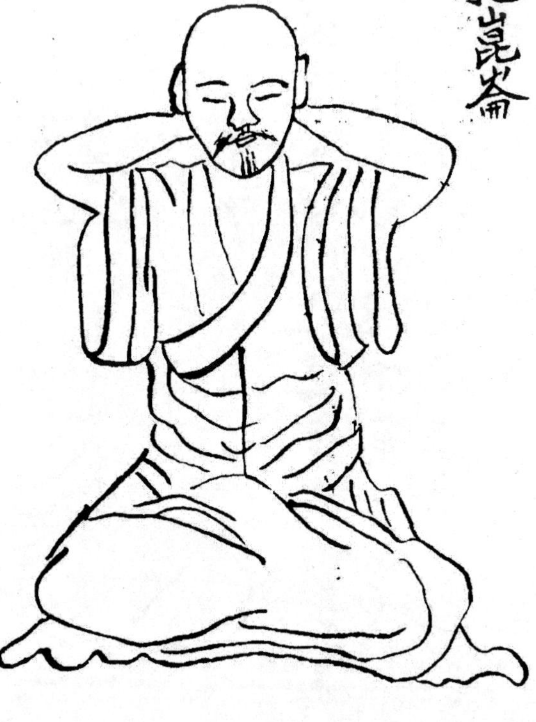

上下牙齒相叩作響宜三十六聲叩齒以集身內之神使不散也崑崙即頭以兩手十指相叉抱住後頸即用兩手掌緊掩耳門暗記鼻息九次微微呼吸不宜有聲

十二段錦第三五圖

左右鳴天鼓二十四度聞

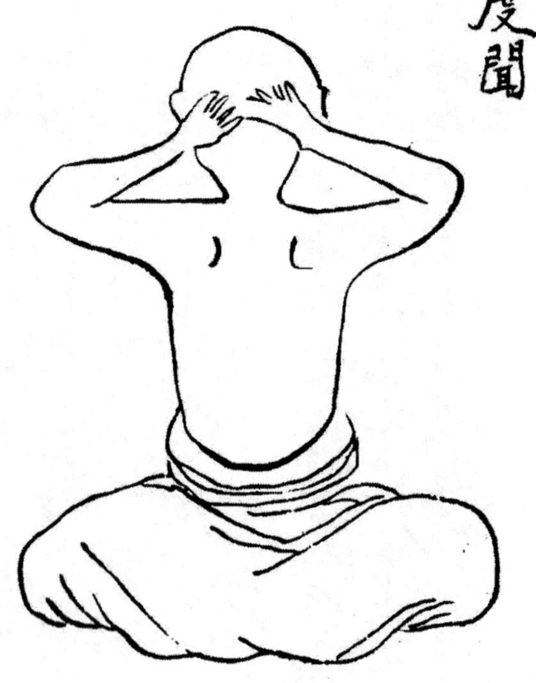

記算鼻息出入各九次畢即放所叉之手移兩手掌掩耳以第二指疊在中指上作力放下第二指重彈腦後要如擊鼓之聲左右各二十四度兩手同彈共四十八聲仍放手握固

十二段錦第四圖

微擺撼天柱

天柱即後頸低頭紐頸向左右側視肩亦隨之左右招擺各二十四次

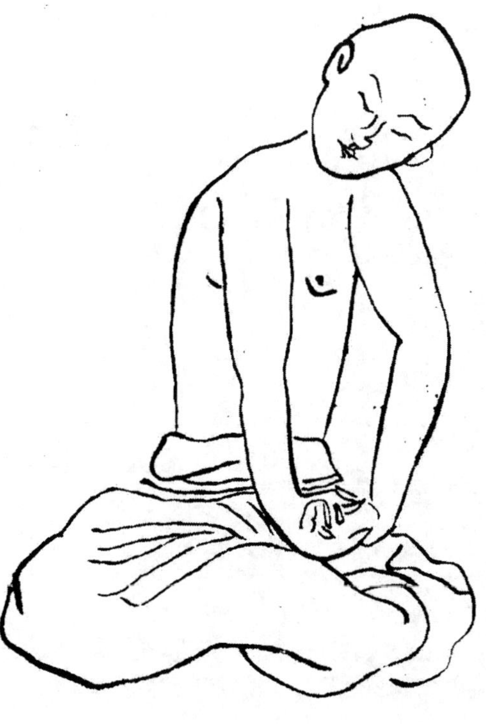

赤龍攪水津鼓漱三十六神水滿口勻
一口分三嚥龍行虎自奔

十二段錦第五圖

赤龍即舌以舌頂上腭又攪滿口內上下兩旁使水津自生鼓漱於口中三十六次神水即津液分作三次要汩汩有聲吞下心暗想目暗看所吞津液直送至臍下丹田龍即津虎即氣津下去氣自隨之

十二段錦第六圖

閉氣搓手熱背摩後精門

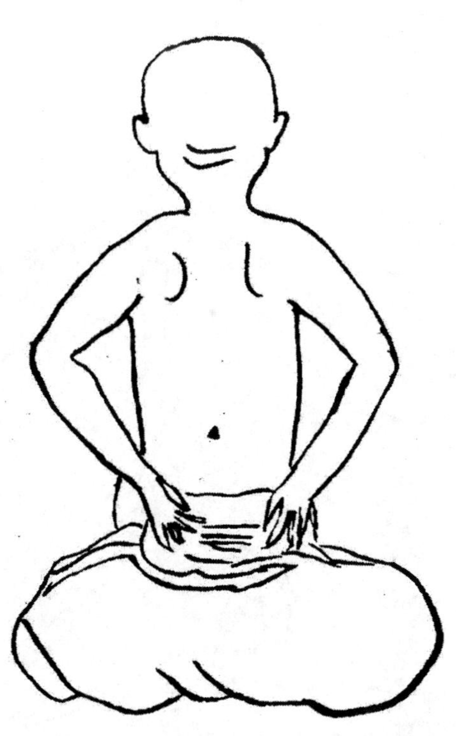

以鼻吸氣閉之用兩掌相搓擦極熱急分兩手磨後腰上兩邊一面徐徐放氣從鼻出精門即後腰兩邊軟處以兩手磨二十六遍仍收手握固

盡此一口氣想火燒臍輪

十二段錦第七圖

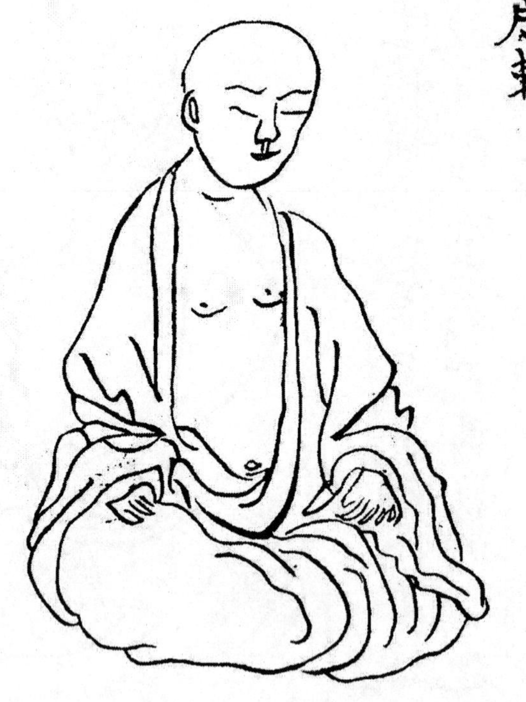

閉口鼻之氣以心暗想運心頭之火下燒丹田覺似有熱仍放氣從鼻出臍輪即臍丹田

十二段錦第八圖

左右轆轤轉

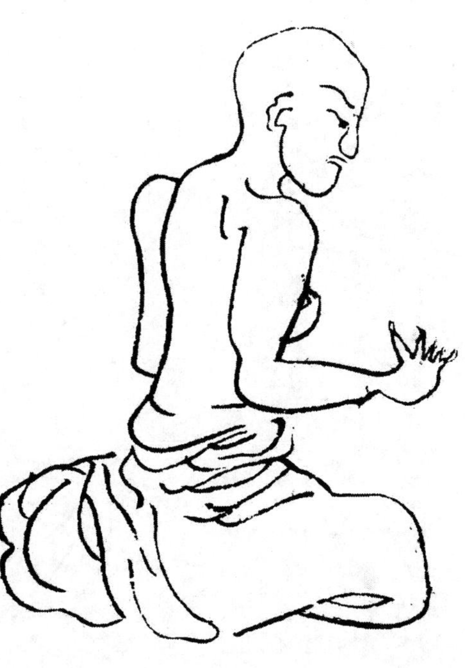

曲彎兩手先以左手連肩圓轉三十六次如絞車一般右手亦如之此單轉轆轤法

十二段錦第九圖

兩脚放舒伸叉手雙虛托

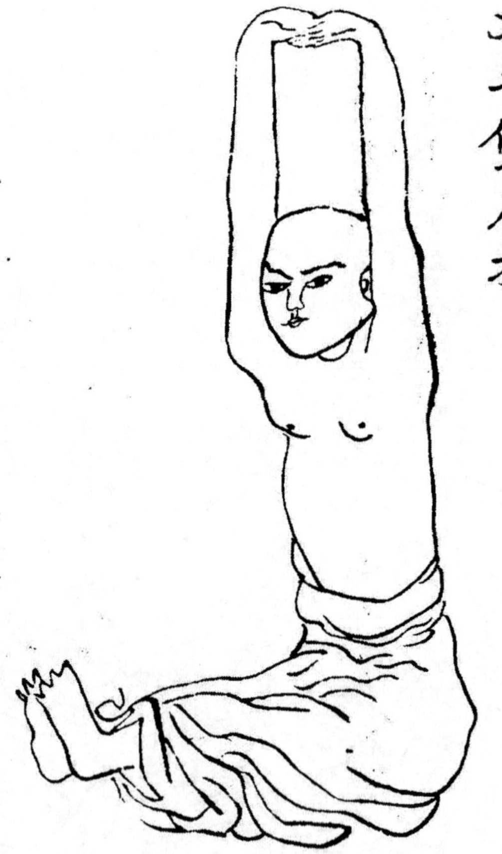

放所盤兩脚平伸向前兩手指相叉反掌向上先安所叉之手於頭頂作力上托要如重石在手托上腰身俱着力上聳手托上一次又放下安手頭頂又托上共九次

十二段錦第十圖

低頭攀足頻

以兩手向所伸兩脚底作力扳之頭低如禮拜狀十二次仍收足盤坐收手握固

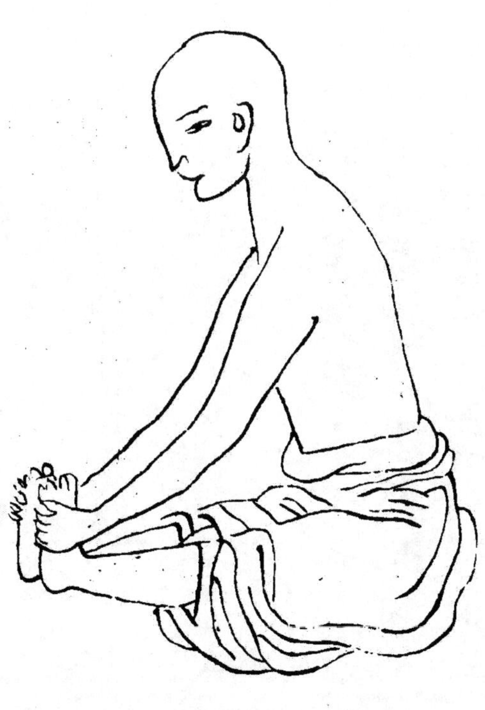

以候神水至再漱再吞津如此三度畢
神水九次吞嚥亦汩汩響百脉自調勻

十二段錦第十一圖

再用舌攪口内以候神水滿口再鼓漱三十六連前
一度此再兩度共三度畢前一度作三次吞此兩度
作六次吞共九次吞如前嚥下要汩汩響聲嚥津三
度百脉自週遍調勻

十二段錦第十二圖

河車搬運畢想發火燒身舊名八段錦子後午前行勤行無間斷萬疾化為塵

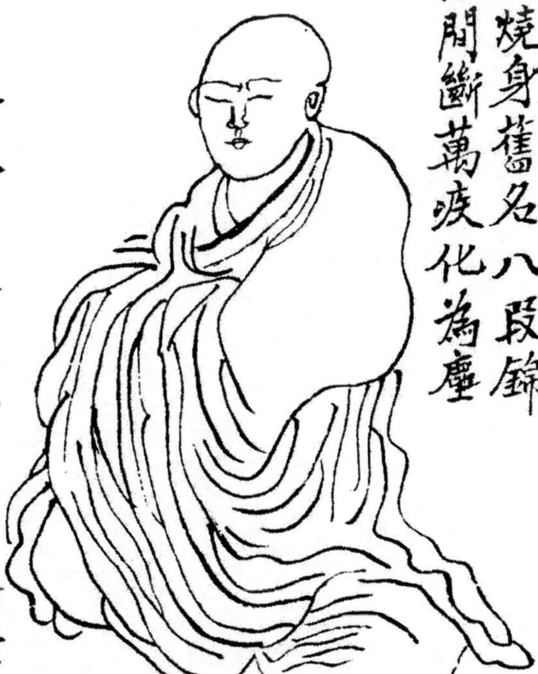

心想臍下丹田中似有熱氣如火閉氣如忍大便狀將熱氣運至穀道即大便處升上腰間背脊後頸腦後頭頂止又閉氣從額上兩太陽耳根前兩面頰降至喉下心窩肚臍下丹田止想是發火燒通身皆熱

分行外功訣

心功

一凡行功時先必冥心息思慮絶情欲以固守神氣

身功

一盤足坐時宜以一足跟抵住腎囊根下令精氣無漏

一垂足平坐膝不可低腎子不可著在所坐處凡言平坐高坐皆坐於榻椅上

一凡行功畢起身宜緩緩舒放手足不可急起

衛生要術

一凡坐宜平直其身豎起脊梁不可東倚西靠

首功

一兩手掩耳即以第二指壓中指上用第二指彈腦後兩骨作響聲謂之鳴天鼓却風池邪氣

一兩手扭項左右反顧肩膊隨轉二十四次除脾胃積邪

一兩手相叉抱項後面仰視使手與項爭力去肩痛目昏

爭力者手著向前項即著力向後

面功

一用兩手相摩使熱隨向面上高低處揩之皆要週到再以口中津唾於掌中擦熱揩面多次凡用兩手摩熱時宜閉口鼻氣摩之能令皺斑不生顏色光潤

耳功

一耳宜按抑左右多數謂以兩手按兩耳輪一上一下摩擦之所謂營治城郭使人聽徹

一平坐伸一足屈一足橫伸兩手直豎兩掌向前若推門狀扭頸項左右各顧七次除耳鳴

日功

一每睡醒且勿開目用兩大指背相合擦熱揩目十四次仍閉住暗輪轉眼珠左右七次緊閉少時忽大睜開能保鍊神光永無目疾一用大指背向掌心擦熱亦可

一用大指背曲骨重按兩眉旁小穴三九二十七遍又以手摩兩目顴上及旋轉耳行三十遍又以手逆乘額從兩眉間始以入腦後髮際中二十七遍仍須嚥液無數治耳目能清明

一用手按目之近鼻兩眦即眼角閉氣按之氣通即止常行之能洞觀

一跪坐以兩手據地回頭用力視後面五次謂之虎視除胸膈風邪亦去腎邪地一作牀

口功

一凡行功時必須閉口

一口中焦乾口苦舌澀嚥下無津或吞唾喉痛不能進食乃熱也宜大張口呵氣十數次鳴天鼓九次以舌

攪口内嚥津復呵復嚥候口中清水生即熱退臟涼又或口中津液冷淡無味心中汪汪乃冷也宜吹氣温之候口有味即冷退臟煖

一每早口中微微呵出濁氣隨以鼻吸清氣嚥之

一凡睡時宜閉口使真元不出邪氣不入

舌功

一舌抵上腭津液自生再攪滿口鼓漱三十六次作三口嚥之要汩汩有聲在喉謂之漱嚥灌溉五臟可常行之

齒功

一叩齒三十六遍以集心神

一凡小便時閉口緊咬牙齒除齒痛

鼻功

一兩手大指背擦熱揩鼻三十六次能潤肺

一視鼻端默數出入息

一每晚覆身臥暫去枕從膝灣反竪兩足向上以鼻吸納清氣四次又以鼻出氣四次氣出極力後令微氣

再入鼻中收納能除身熱背痛

手功

一兩手相叉虛空托天按頂二十四次除胸膈邪

一兩手一直伸向前一曲迴向後如挽五石弓狀除臂腋邪

一兩手相捉為拳搥臂膊及腰腿又反手搥背上各三十六次去四肢胸臆邪

一兩手握固曲肘向後頓掣七次頭隨手向左右扭治身上火丹疙瘩

一兩手作拳用力左右虛築七次除心胸風邪

足功

一正坐伸足低頭如禮拜狀以兩手用力攀足心十二次去心包絡邪

一高坐垂足將兩足跟相對扭向外復將兩足尖相對扭向內各二十四遍除兩脚風氣

一盤坐以一手捉脚指以一手揩脚心湧泉穴濕風皆從此出至熱止後以脚指略動轉數次除濕熱健步

[illegible]

一兩手向後據牀跪坐一足將一足用力伸縮各七次左右交換治股膝腫

一徐行手握固在足前踏左手擺向前右手擺向後右足前踏手右前左後除兩肩邪

肩功

一兩肩連手左右輪轉爲轉轆轤各二十四次先左轉後右轉曰單轆轤左右同轉曰雙轆轤

一調息神思以左手擦臍十四遍右手亦然復以兩手

如數擦脇連肩擺搖七次嚥氣納於丹田握固兩手

復屈足側臥能免夢遺

背功

一兩手據牀縮身曲背拱脊向上十三舉除心肝邪

腹功

一兩手摩腹移行百步除食滯

腰功

一閉息存想丹田火自下而上遍燒其體

一兩手握固拄兩脇肋擺搖兩肩二十四次除腰肋痛並去風邪

一兩手擦熱以鼻吸清氣徐徐從鼻放出用兩熱手擦精門即背下腰軟處

腎功

一用手兜裹外腎兩子一手擦下丹田左右換手各八十一遍訣云一擦一兜左右換手九九之數其陽不走

一臨睡時坐於牀垂足解衣閉息舌抵上腭目視頂門

提縮穀道如忍大便狀兩手摩擦兩腎腧穴各一百二十次能生精固陽除腰痛稀小便

以上分列各條隨人何處有患即擇何條行之或預防無患之先者亦隨人擇取焉大抵世人以經營職業者既不暇行倚恃壯盛者又不肯行直至體氣衰憊終不及行為可惜也

內功正面圖

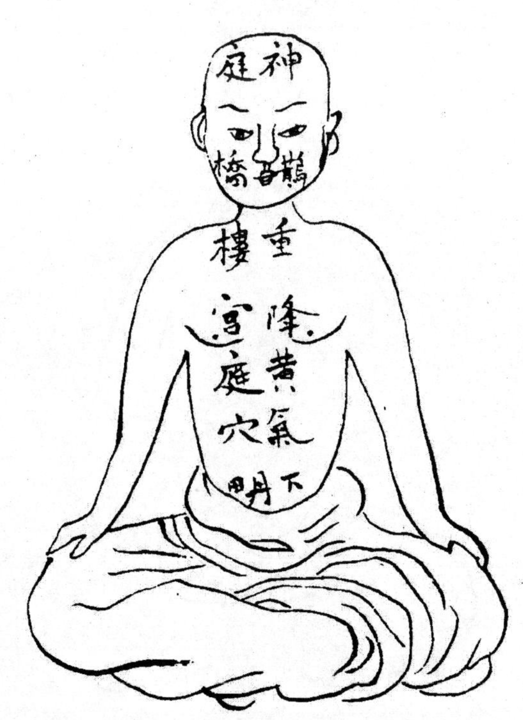

衛生要術

內功背面圖

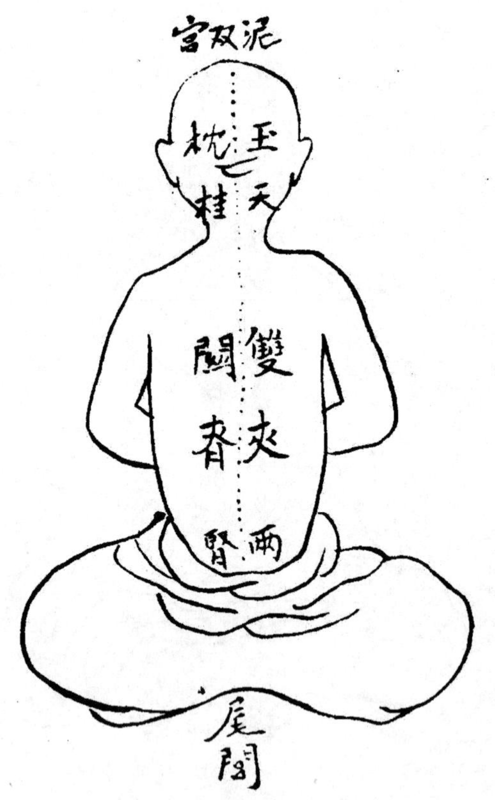

前列按摩導引之既行之於外矣血脉俱已流暢肢體無不堅强再能調和氣息運而使之降於氣海升於泥丸則氣和而神静水火有既濟之功方是全修真養其他玄門服氣之術非有真傳口授反無益而有損今擇其無損有益之調息及黄河逆流二訣隨時隨地可行以助内功附錄於右

此為分行外功者指出内功知所選擇其實已備十二段中每日於暇時不必拘定子午擇一片刻之閒使心静神

衛生要術　十九

閒盤足坐定寬解衣帶平直其身兩手握固閉目合口精專一念兩目內視叩齒三十六聲以舌抵上腭待津生時鼓漱滿口汩汩嚥下以目內視直送至臍下一寸二分丹田之中

再以心想目視丹田之中彷彿如有熱氣輕輕如忍大便之狀將熱氣運至尾閭從尾閭升至腎關從夾脊雙關升至天柱從玉枕升泥丸少停即以舌抵上腭復從神庭降下鵲橋重樓降宮臍輪氣穴丹田

按古仙有言曰夾脊雙關透頂門修行徑路此為尊以其上通天谷下達尾閭要識得此為心腎來往之路水火既濟之鄉欲通此竅先要存想山根則呼吸之氣暫次由泥丸通夾脊透混元而直達於命門蓋謂常人呼吸皆從咽喉而下至中脘而回若至人呼吸由明堂而上至夾脊而流於命門此與前說稍異然嚥津為自己之氣從中而出故存想從尾閭升至泥丸而古仙則吸天地之氣由山根而泥丸直達命門也

衛生要術　二十

凡五臟受病之因辨病之悞免病之訣分類摘錄俾於未病之先知所儆懼方病之際知所治療而脾胃為養生之本當於飲食間加慎焉

心臟形如未開蓮蕊中有七孔三毛位居背脊第五椎各臟皆有係於心屬火旺於夏四五月色主赤苦味入心外通竅於舌出汁液為汗在七情主憂樂在身主血與脉所藏者神所惡者熱面赤色者心熱也好食苦者心不足也怔忡善忘者心虛也心有病舌焦苦喉不知五味無故煩躁口

生瘡作臭手心足心熱

肝臟形如懸匏有七葉左三右四位居背脊第九椎乃背中間脊骨第九節也屬木旺於春正二月色主青酸味入肝外通竅於目出汁液為淚在七情主怒在身主筋與爪所統者血所藏者魂所惡風肝有病眼生蒙翳兩眼角赤癢流冷淚眼下青轉筋昏睡善恐如人將捕之面色青者肝盛也好食酸者肝不足也多怯者肝虛也多怒者肝實也

脾臟形如鐮刀附於胃運動磨消胃內之水穀

屬土旺於四季月色主黃甘味入脾外通竅於口出汁液為涎在七情主思慮在身主肌肉所藏者志所惡者濕面色黃者脾弱也好食甜者脾不足也脾有病口淡不思食多涎肌肉消瘦

肺臟形如懸磬六葉兩耳共八葉上右氣管通至喉間位居極上附背脊第三椎為五臟華蓋屬金旺於秋七八月色主白辛味入肺外通竅於鼻出汁液為涕在七情主喜在身主皮毛所統者氣所藏者魄所惡者寒面色淡白無血色者肺枯也右頰赤者肺

熱也氣短者肺虛也背心畏寒者肺有邪也肺有病咳嗽氣逆鼻塞不知香臭多流清涕皮膚燥痒

腎臟形如刀豆有兩枚一左一右中爲命門乃男子藏精女子繫胞處也位居下背脊第十四椎對臍附腰屬水旺於冬十十一月色主黑鹹味入腎外通竅於耳出汁液爲津唾在七情主慾在身主骨與齒所藏者精所惡者燥面色黑悴者腎竭也齒動而痛者腎炎也耳閉耳鳴者腎虛也目睛内瞳子昏者腎虧也陽事痿而不舉者腎弱也腎有病腰中痛膝冷脚痛或痹蹲起發

昏體重骨酸臍下動風牽痛腰低屈難伸

神仙起居法

行住坐臥處手摩脇與肚心腹痛快時兩手腹下踞踞之徹膀腰背拳摩腎部纔覺力倦來即使家人助行之不厭頻晝夜無窮數歲久積功成漸入神仙路

易筋經十二圖

韋馱獻杵第一勢

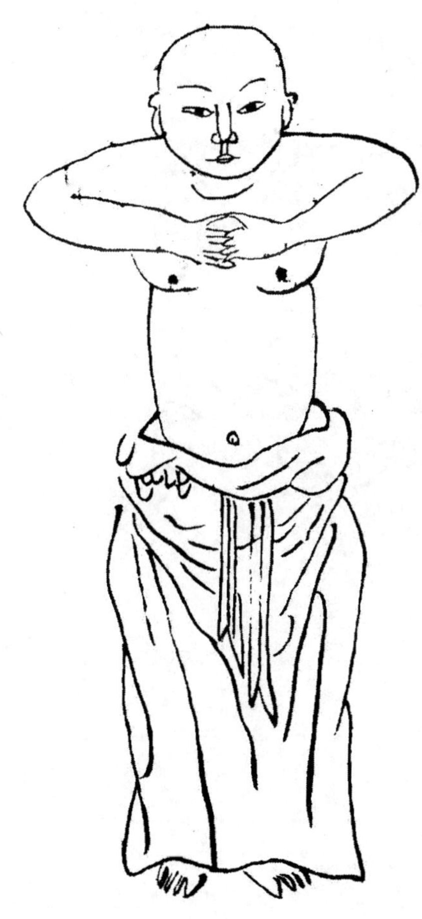

立身期正直
環拱手當胸
氣定神皆斂
心澄貌亦恭

韋馱獻杵第二勢

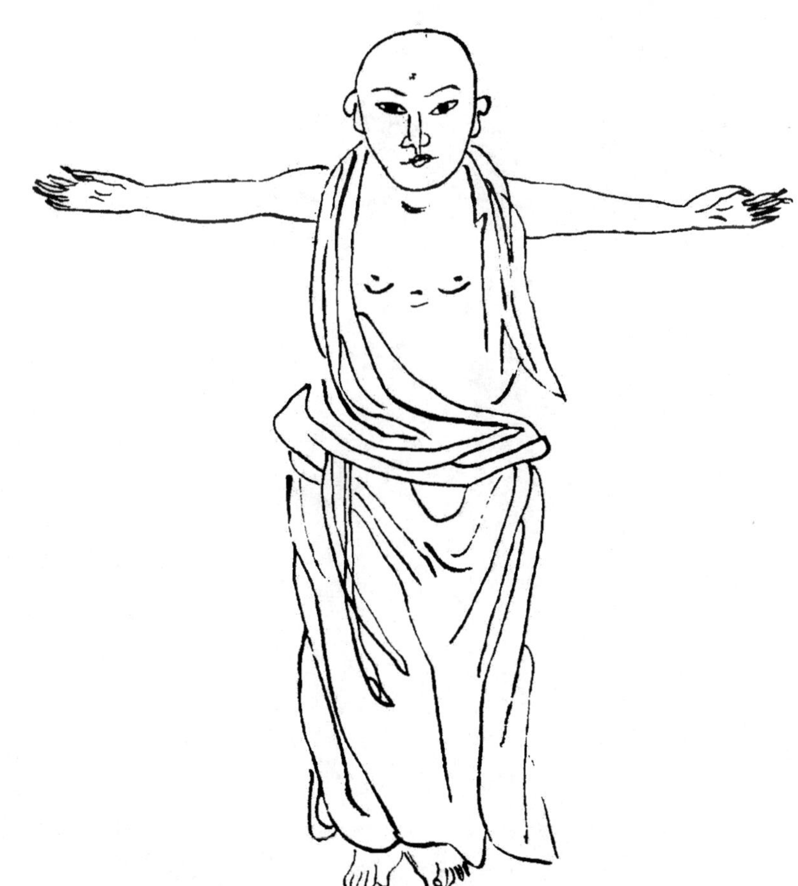

足指挂地
两手平開
心平氣靜
目瞪口呆

衛生要術

韋馱獻杵第三勢

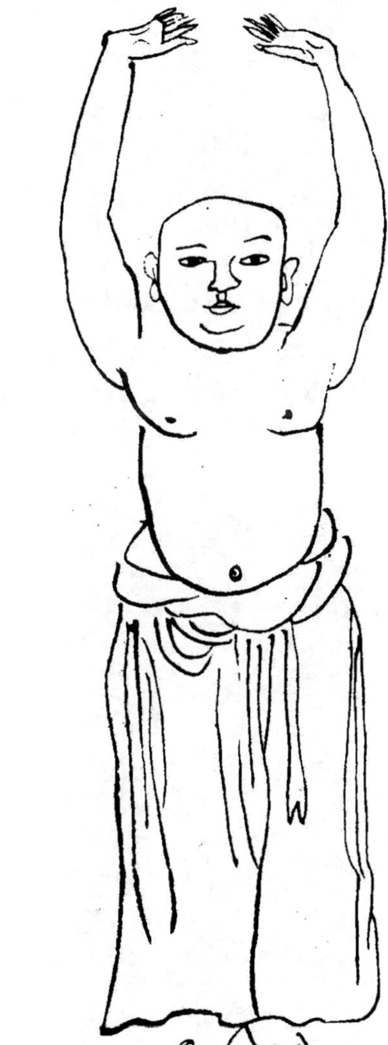

掌托天門目上觀　足尖著地立身端
力周骸脇渾如植　咬緊牙關不放寬
舌可生津將腭抵　鼻能調息覺心安
兩拳緩緩收回處　用力還將挾重看

摘星換斗勢

肖上自立

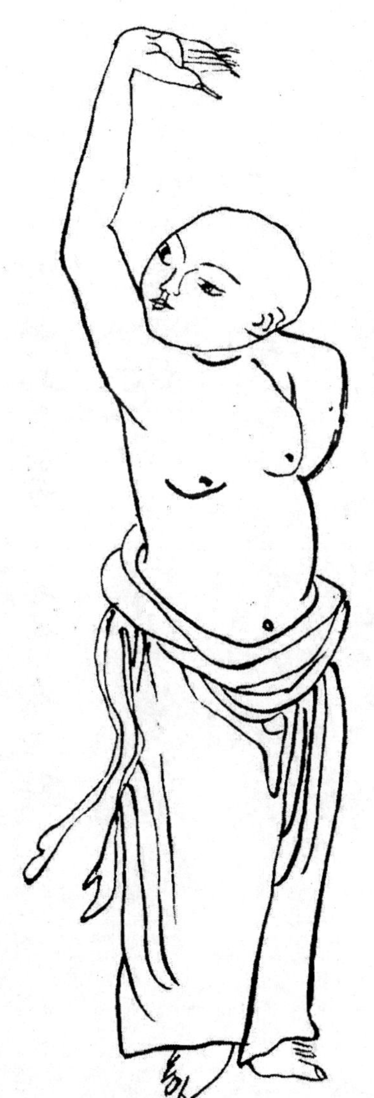

雙手擎天掌覆頭
更從掌内注雙眸
鼻端吸氣頻調息
用力收回左右侔

倒拽九牛尾勢

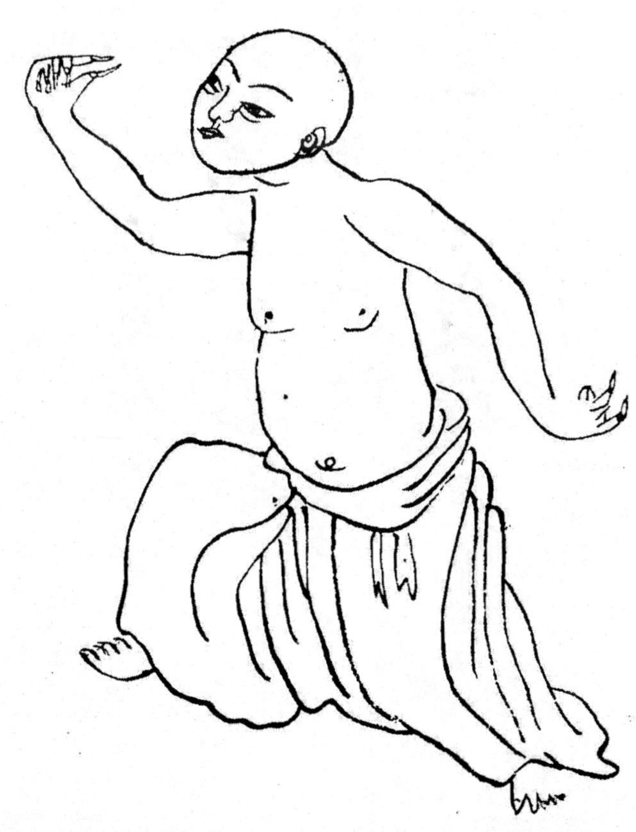

兩髀後伸前屈
小腹運氣空鬆
用力在於兩膀
觀拳須注雙瞳

出爪亮翅勢

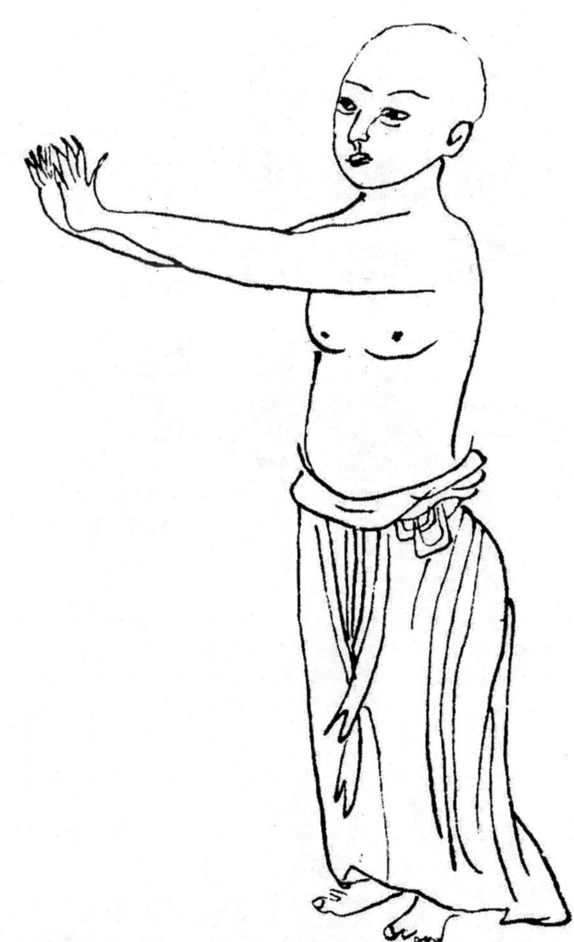

挺身兼怒目
推手向當前
用力收回處
功須七次全

九鬼按馬刀勢

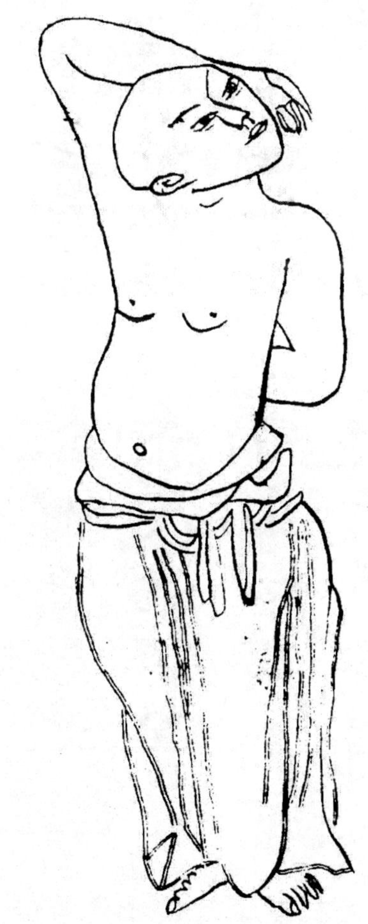

上腭堅撑舌　張眸意注牙
足開蹲似踞　手按猛如拏
兩掌翻齊起　千觔重有加
瞪睛兼閉口　起立足無斜

原書此處缺葉

衛生要術

三十二

青龍探爪勢

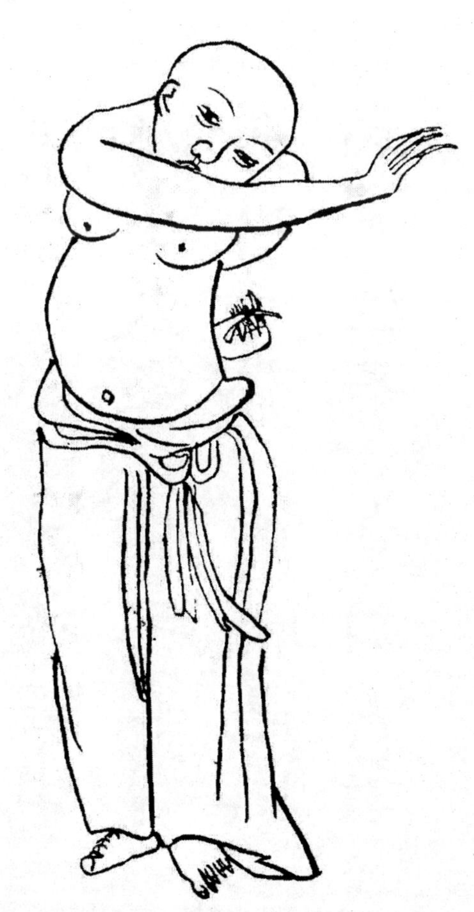

青龍探爪　左從右出
修士效之　掌平氣實
力周肩背　圍收過膝
兩目注平　息調心謐

臥虎撲食勢

衛生要術

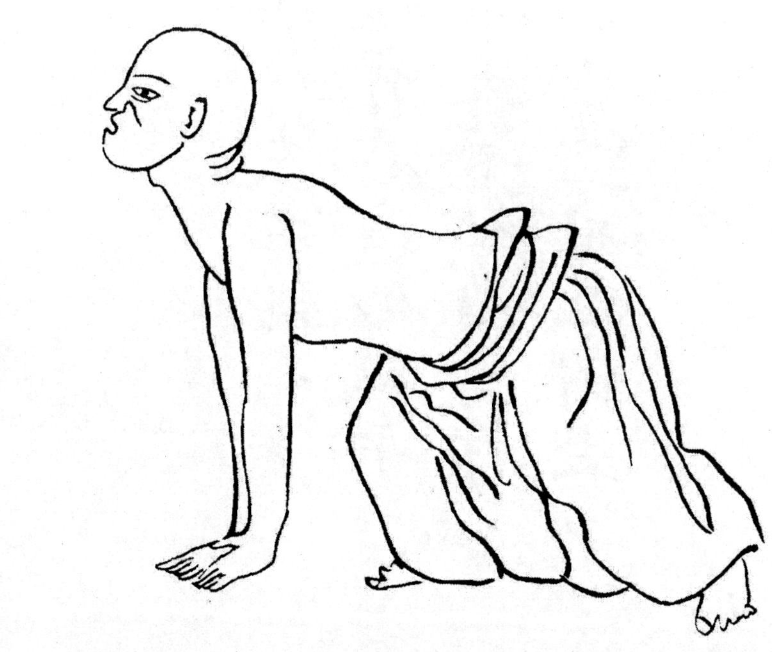

兩足分蹲身似傾　屈伸左右骽相更
昂頭胸作探前勢　偃背腰還似砥平
鼻息調元均出入　指尖著地賴支撑
降龍伏虎神仙事　學得真形也衛生

兩手齊持腦　垂腰至膝間
頭惟探胯下　口更齧牙關
掩耳聰教塞　調元氣自閉
舌尖還抵腭　力在肘雙彎

打躬勢

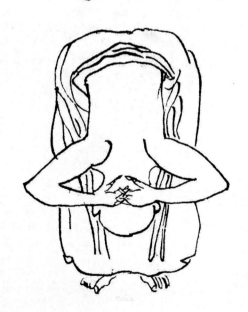

打躬勢

兩手齊持腦　垂腰至膝間
頭惟探胯下　口更齧牙關
掩耳聰教塞　調元氣自閑
舌尖還抵腭　力在肘雙彎

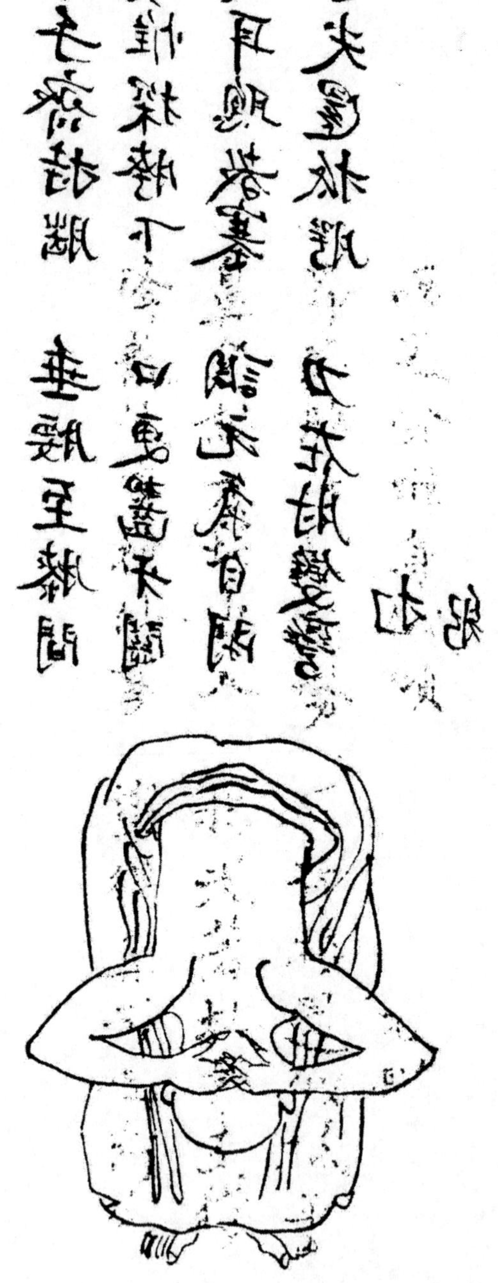

掉尾勢

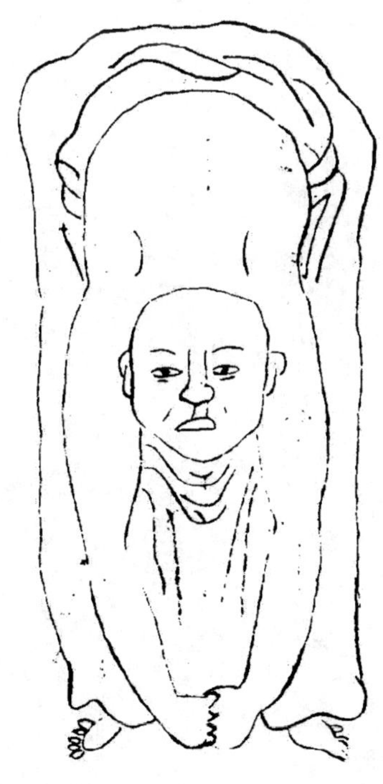

膝直膀伸　推手自地　瞪目昂頭
凝神壹志　起而頓足　二十一次
左右伸肱　以七為誌　更作坐功
盤膝垂眥　口注於心　息調於鼻
定靜乃起　厥功維備　總攷其法
圖成十二　誰實貽諸　五代之季
達摩西來　傳少林寺　有宋岳侯
更為鑒識　却病延年　功無與類

卻病延年法

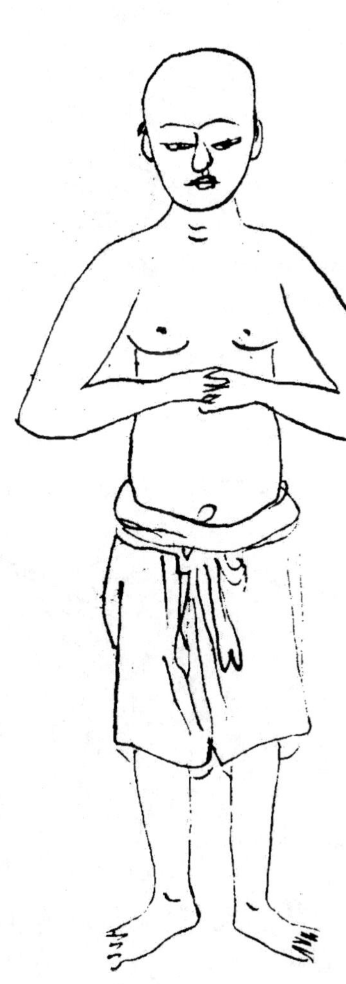

第一圖以兩手中三指按心窩由左順揉團轉二十一次

第二圖以兩手中三指由心窩順揉而下且揉且走揉至臍下高骨為度

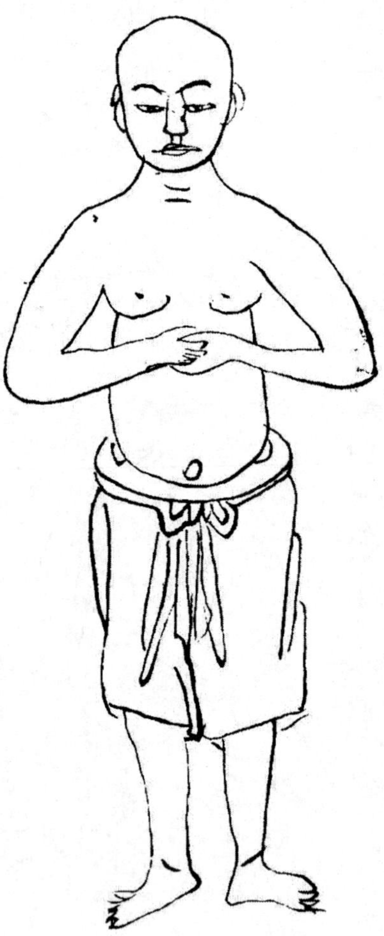

第二圖以兩手中三指由高骨處向兩邊分揉而上且揉且走揉至心窩兩手交接為度

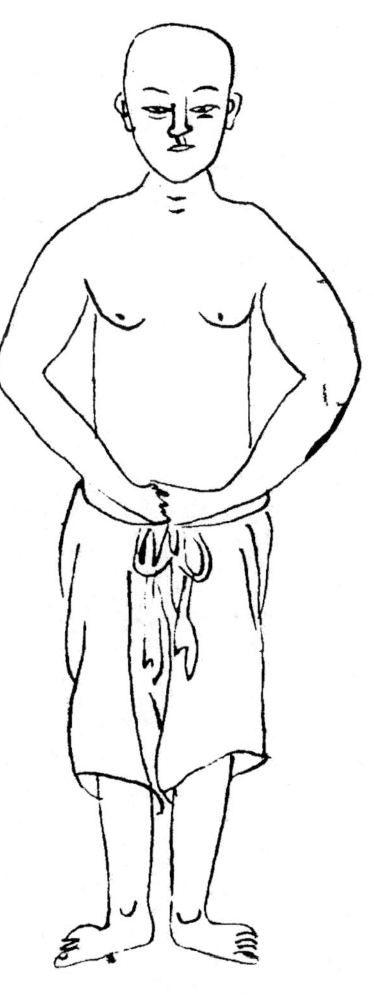

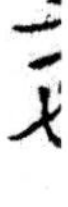

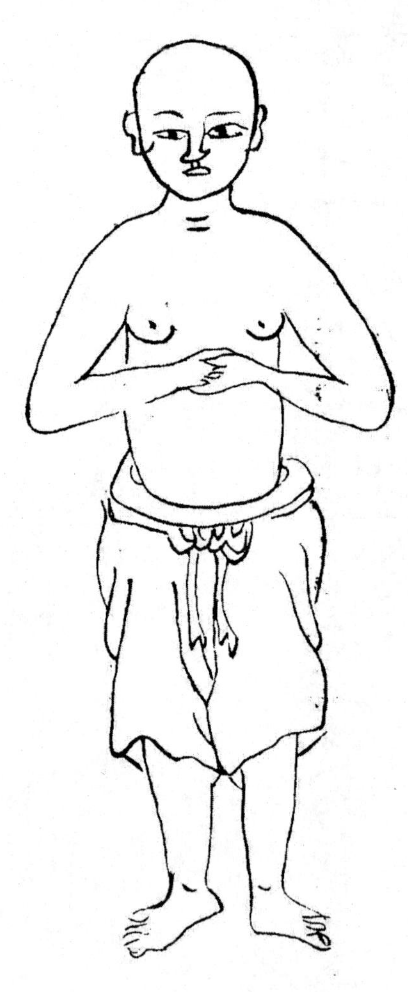

第四圖以兩手中三指由心窩向下直推至高骨二十一次

第五圖以右手由左繞摩臍腹二十一次

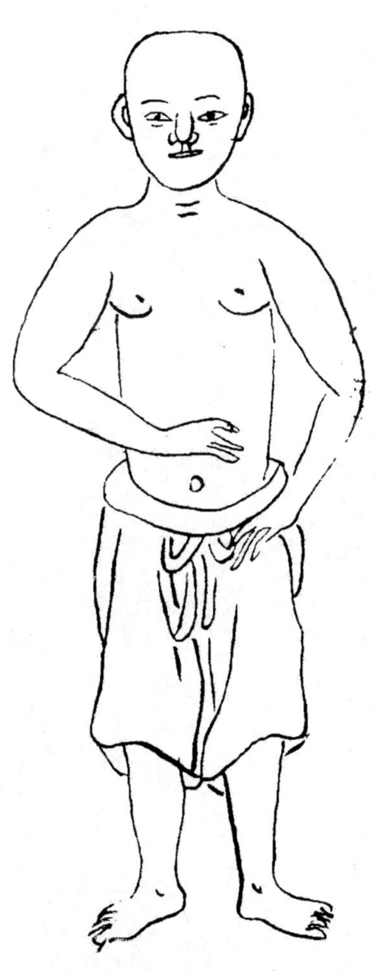

衛生要術

三十八

第六圖以左手由右繞摩臍腹二十一次

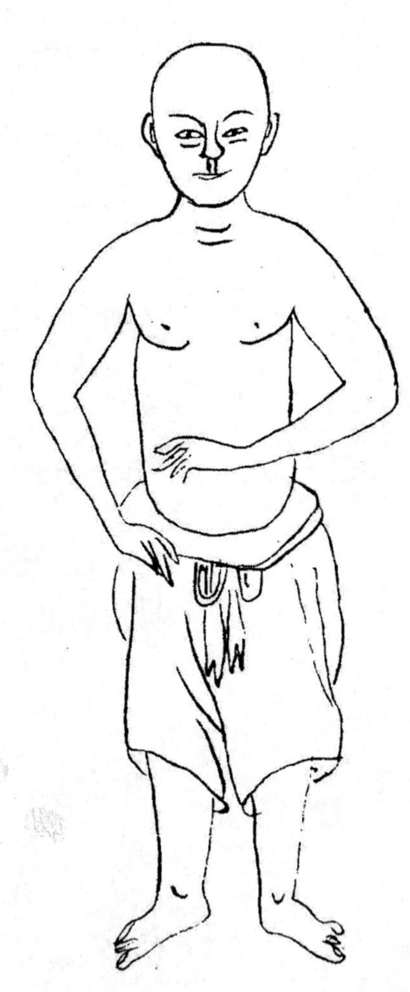

第七圖以左手將左邊軟脇下腰臀處大指向前四指托後輕㮶定用右手中三指自左乳下直推至腿夾二十一次

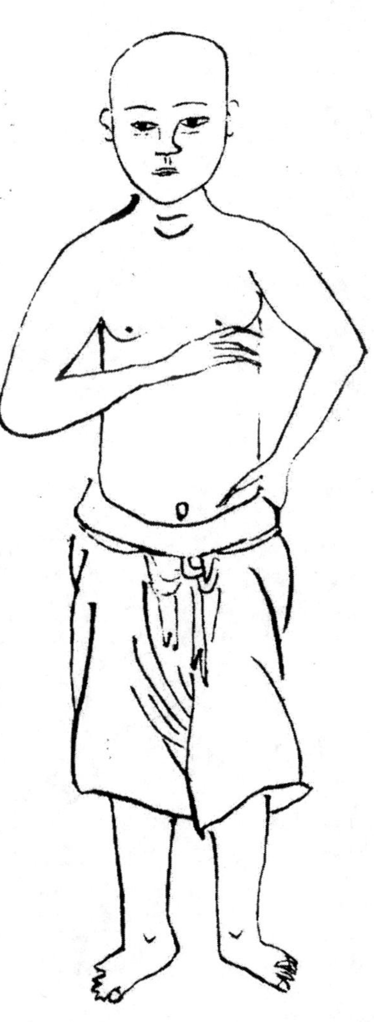

第八圖以右手將右邊軟脇下腰腎處大指向前四指托後輕捏定用左手中三指自右乳下直推至腿夾二十一次

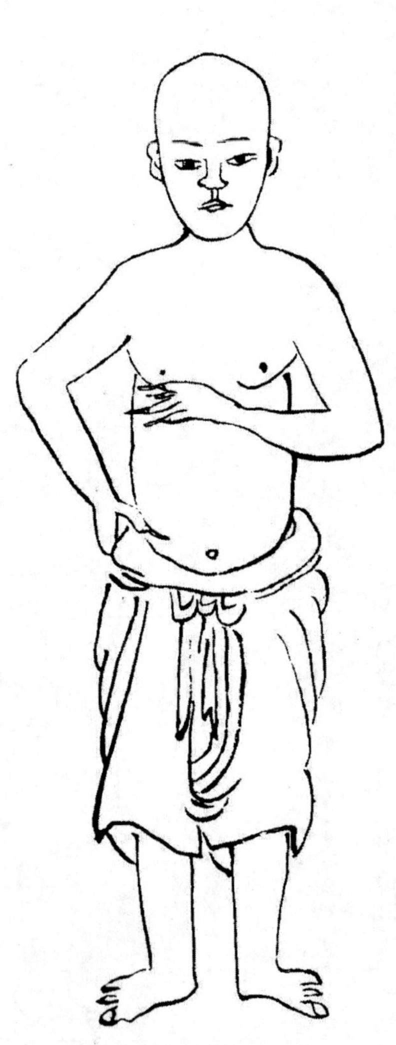

第九圖揉摩畢遂趺坐以兩手大指押子紋四指拳屈分按兩膝上兩足十指亦稍鉤曲將胸自左轉前由右歸後搖轉二十一次畢又照前自右搖轉二十一次

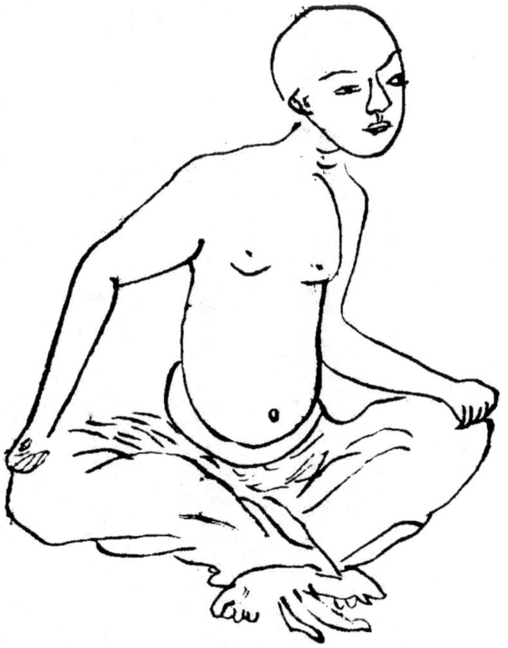

前法如搖身向左即將胸肩搖出左膝前向即搖伏膝上向右即搖出右膝向後即弓腰後撤總不以搖轉滿足為妙不可急搖休使着力

凡揉腹時須澂神淨慮於矮枕平席正身仰臥齊足屈指輕揉緩動將八圖挨次做完為一度每逢做時連做七度畢遂起坐搖轉二十一次照此清晨睡醒時做為早課午中做為午課晚間臨睡時做為晚課日三課為常倘遇有事早晚兩課必不可少初做時一課二度三日後一課五度再三日後一課七度無論男婦皆宜惟孕者忌之

全圖說

全圖則理備化生之微更易見也天地本乎陰陽陰陽主乎動靜人身一陰陽也陰陽一動靜也動靜合宜氣血和暢百病不生乃得盡其天年如為情欲所牵永違動靜過動傷陰陽必偏勝過靜傷陽陰必偏勝且陰偏陽無所成陽亦傷也陽傷而陰無所生陰亦傷也既傷矣生生變化之機已塞非用法以導之則生化之源無由啟也揉腹之洪以動化靜以靜運動合乎陰陽順乎五行發其生機神

其變化故能通和上下分理陰陽去舊生新充實五臟驅
外感之諸邪消內生之百病補不足瀉有餘消長之道妙
應無窮何須藉燒丹藥自有却病延年之實效耳

養生餘論不分卷

〔清〕姚椿輯

稿本

養生餘論不分卷

本書爲中醫養生專著。由名家養生諸論、醫論雜説、名著序言和目録及驗方、丹道等内容合編而成，主要擷取文史、道教、醫論中有關養生的内容，成書於清道光丙申年（一八三六）以前。此書曾爲竹簳山人何其偉批閲。何其偉（一七七四—一八三七），字韋人，又字書田，清代江蘇松江府青浦縣重固鎮人，爲何氏世醫八百年以來之第二十三代，曾治愈林則徐軟脚病，頗負盛名。本書曾爲上海嚴昌堉（一八九七—一九九二，字載如，號畸庵，齋名『淵雷室』，上海人。擅書畫，精鑒賞，收藏頗豐。尤工詩詞，著有《淵雷室詩》《畸庵紀游草》，輯有《海藻》二十八卷）收藏。本書選材廣泛，摘録精要，覽一書而知群籍，足堪研閲。

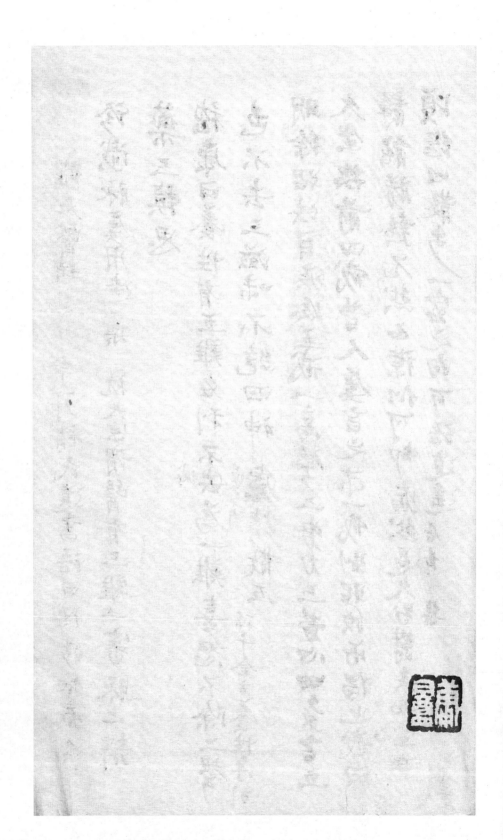

明江瓘名醫類案自序引褚氏遺書語曰博涉知病多診識脈屢用達藥　杭大宗謂醫有三難一審脈之辨藥三慎思

嵇康曰養性有五難名利不去（滅）為一難喜怒不除二難色不去三難滋味不絕四難神慮（慮）（消）精散五難　孫千金方養性序引

明徐昭法目疾後五戒一高聲二努力三費心四多言五久坐按前四戒昔人屢言之末一戒則昭法所獨也戒曰靜能勝熱兀然正襟似可卻病然過久則鬱矣安坐有頃從以散步一室之内可語逍遙　居易堂集

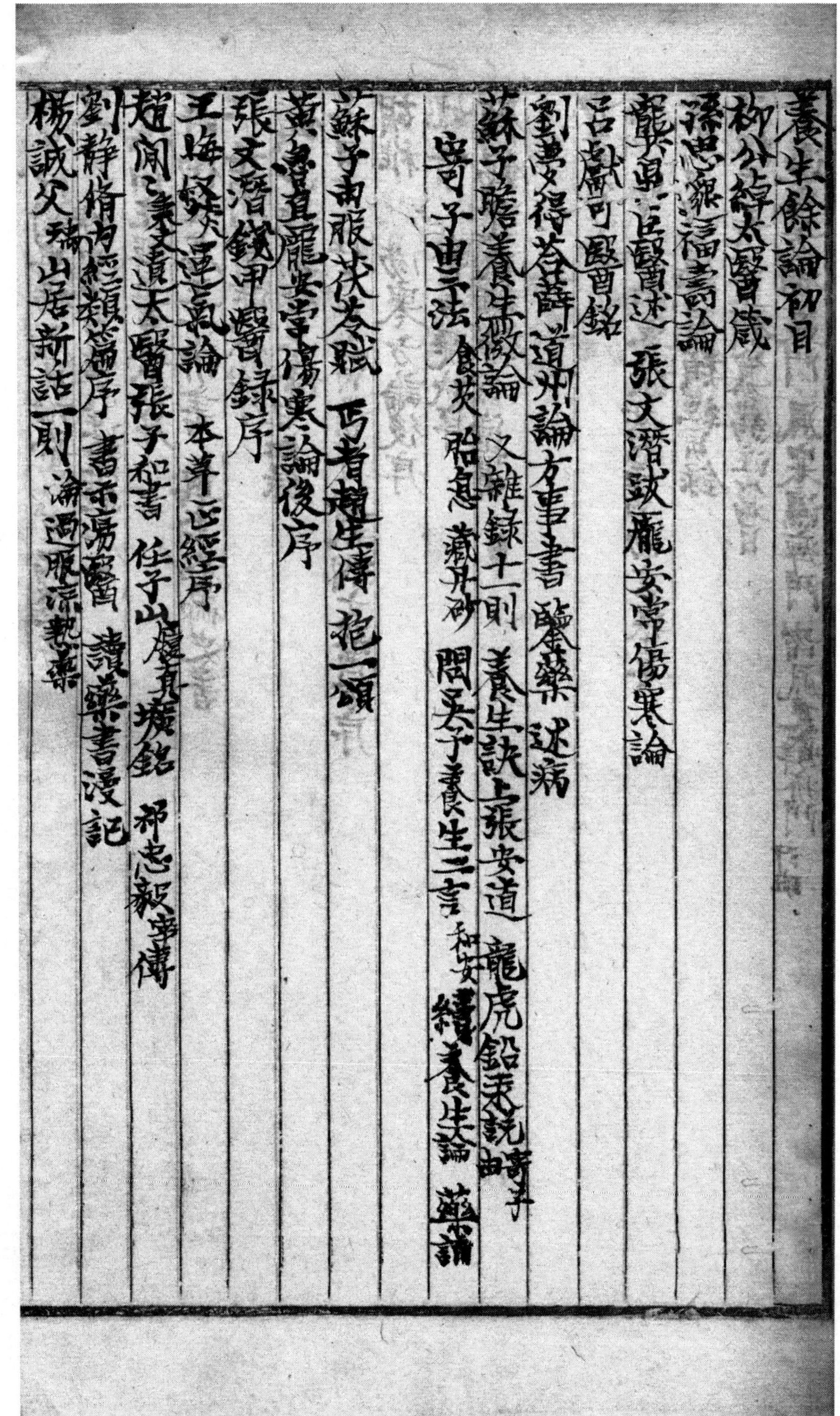

養生餘論初目

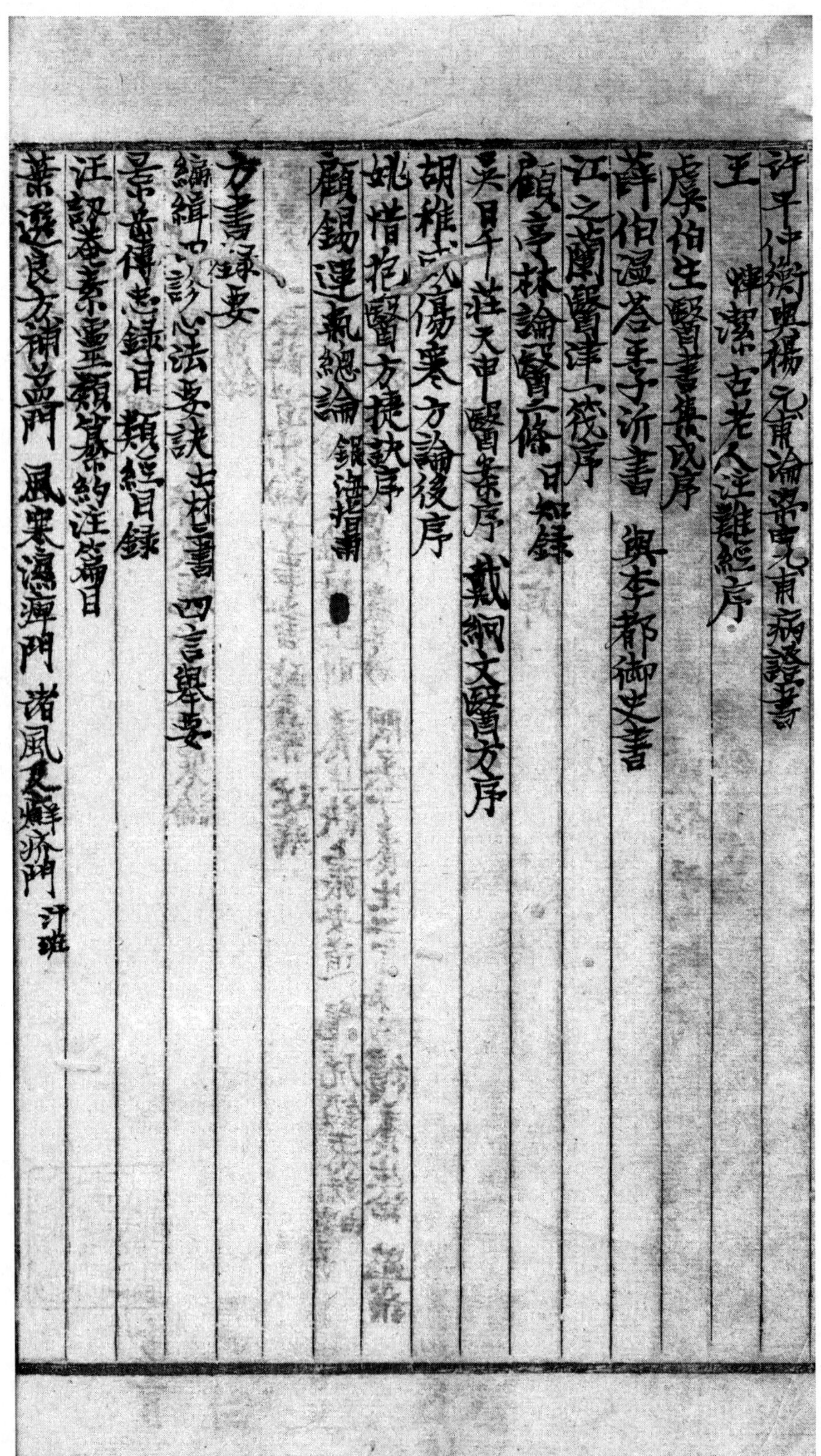

許千仲衍與楊元甫論渴暑元甫病證書
王煒潔古老人注難經序
虞伯生醫書集成序
薛伯遜答李子沂書　與李都御史書
江之蘭醫津一筏序
顧亭林論醫一條　日知錄
吳日千莊天申醫案序　戴綱文醫方序
胡稚威傷寒方論後序
姚惜抱醫方捷訣序
顧錫運氣總論　銀海指南
方書錄要
編輯四診心法要訣　古杭書　四言舉要
景岳傳忠錄目　類經目錄
汪訒庵素靈類纂約注篇目
葉選良方補益門　風寒濕痺門　諸風及癱瘓門　汗斑

治目方　桑根皮方
陳定宇辨素問疏由
周密論和劑藥局
孫思邈答盧照鄰問
熊朋來論九藏
王禕針世術傳贊
李涪刊誤論醫
老老恒言目錄　五卷

黃庭經

參同契

陳定宇月鼎衍義
胎息經

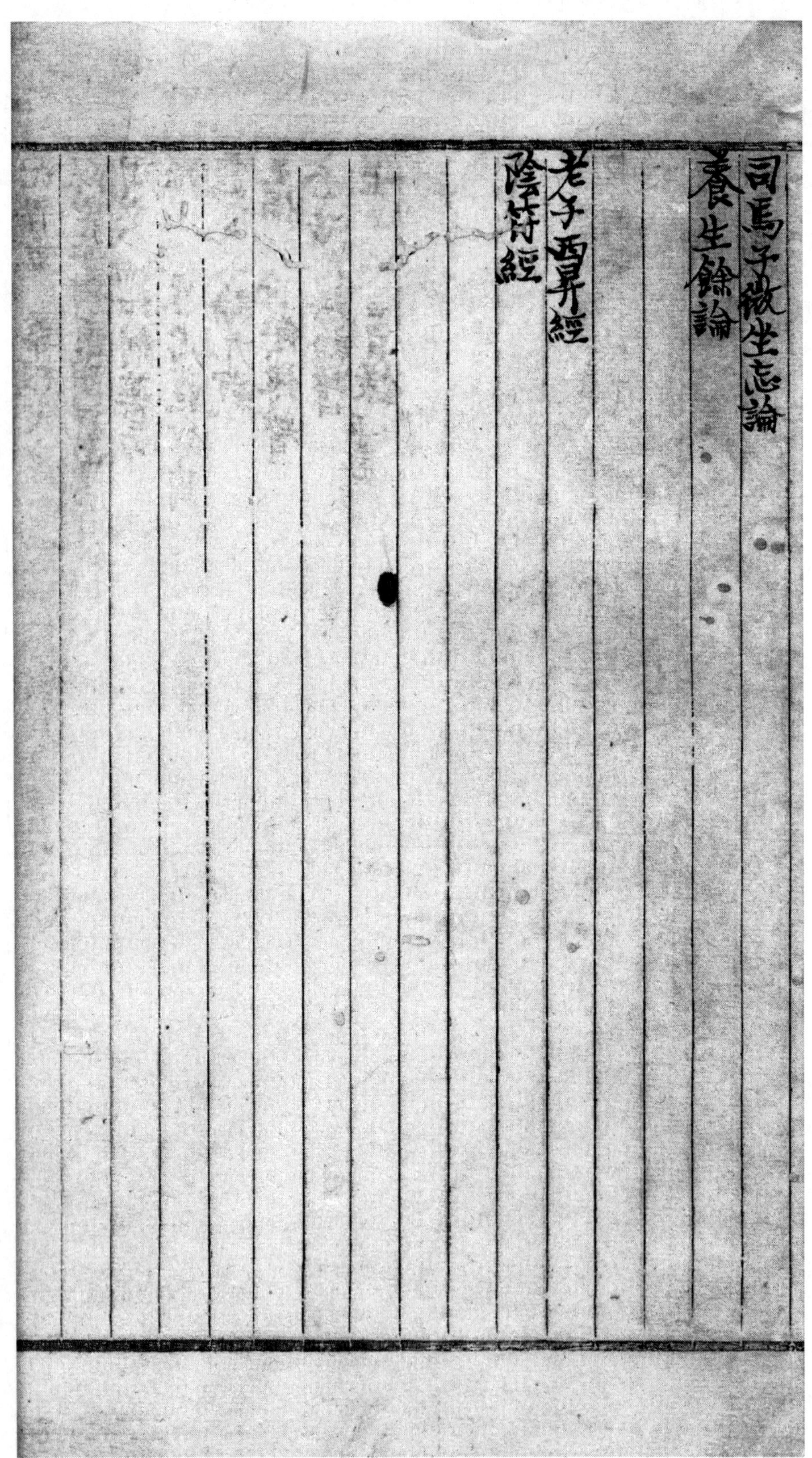

司馬子微坐忘論
養生餘論
老子西昇經
陰符經

養生餘論

道光丙申夏日竹谿山人借讀一過

太醫箴

柳公綽

天布寒暑不私於人品類既一高卑以均人謹好愛能保其身清靜無瑕輝光以新寒暑滿天地浹肌膚于外好愛在耳目誘心知於內端潔為隄奔射猶敗氣行無間隙不在大謂天高矣氛蒙晦之謂地厚矣橫流潰之飲食資身過則生患衣服稱德後則生慢惟過與後心必隨之氣與心流疾乃伺之畋游恣樂流情蕩志馳騁勞形叱咤傷氣不養其外前修所忌人乘氣生嗜慾以萌氣離有患氣完則成巧必喪真智實誘情醫之上者理于未然患居慮後防處事先心靜樂行體和道全克

子京好學史漢如此等是其失也當云奏上天子感其意或曰天子感之則得失

施萬物以享億年聖人在上各有攸處臣司太醫敢告
諸御

憲宗喜武功且數出游畋公綽奏大醫箴以諷奏上
天子奇其才遣吏謂曰卿言氣行無間隙不在大受
朕深者當置之座隅

宗吕獻可論醫銘云六氣五行人稟以生三部九候
納諸和平昔稱絕技湔腸滌胃輔以砭石因之決瀆
窒脉之原當于未然不攻而勝庶幾十全愈世之病
如持國柄常使眾邪不得干正能盡已意膏肓必起
苟利于藝豪釐千里泰也有為心不忘師義利之重
慎乎所治其序云晉人武泰通醫術守臣獻狀補太
醫正還鄉里創起應聖侯廟莊既成歸善于師又將
廣懋來學其志有足稱者亨諭官于是還守蒲中既
行丐文以顯于廟因作醫銘嘉乃意勤遂成其志知
予言有以滋其善也

按獻可乞致仕表云臣本無宿疾偶值醫者用術乖
方不知脈候有虛實陰陽有順逆診察有標本治療
有後先妄投湯劑率任情意差之指下禍延四肢寢
成風痺遂難行步非徒悍踐鑿之苦又將處心腹之
變勢已及此為之奈何雖然一身之微固所未恤其
如九族之託良以為憂是思逃祿以偷生不俟引年
而退政其意蓋
以醫為諷也
嘉定間寶謨閣學士許奕病篤口占遺表云臣非衰
病偶染微痾當湯熨可去之時臣則以疾而為諱及
鍼砭已窮之後醫遂束手而莫圖靜思膏肓所致之
由大抵脈絡不通之故固知養患成禍豈惟理身則
然苟能疏壅預防以之
醫國亦可意與獻可同
乾道間胡周伯尚書亦云能言病未必能處方不能
言病而輒處方誤人死矣
以上三條俱見周密浩然齋雅談

人之百骸上陽而下陰陽戒于燃故膏肓欲寒陰戒
于溺故[illegible]腳欲燠上陽而不能寒下陰而不能煦其

形神瘵語見房千里廬陵所居竹室記、
脩養不如節勞服藥不如忌口有所勞倦皆損其氣
飲無形之氣食有形之血行欲徐而穩言欲定而恭
坐欲端而直聲欲低而和不遠復檢束
君子
薛文清乞致仕奏、臣年六十三歲雖未及七十、自幼
稟受氣薄常有怯弱疾病早已筋力衰微連年又患
眼疾昏花文書不能看視及跌傷臂膊屈伸不便在
貴州永寧衛感冒山嵐暑氣又患風濕瘻痹病症兩
足無力動止艱難已成痼疾云云時為大理寺丞第三
奏云臣見年六十九歲舊患淋疾并右臂風氣疼痛
俱發云云、
神慮澄則血氣和嗜慾勝則疾疹作唐處士張皋語、
見周煇清波雜志卷六、
德清徐偉病箴云書契之造諧聲會意病內藏丙爰曰病字丙屬火德病緣火熾火
何從生患官失理六淫乘之七情潰起淒淒又負莫莫御玉石俱焚何況肝肺上藥罔靈俱成違
淳和緩在門亞聖三指古有良方發仙所製用自然火煮清淨水混沌為君浮游佐使神
游寥天身如土塊絕怖畏心戒急躁事煩惱病蓄日命宜於刀鋸鼎鑊旺土色喜先輩有言又
死可矣死既勿畏病亦良已偃息在床答焉隱几許出如撥芸豈獨衰旅布被蔬羹寢甘食美
鼾呼之聲韶濩莫比大帶長履寬衣博體維摩丈室虛空花墜但守寸田勝積玉秘爰告病

大同參考

碑高四尺廣三尺横列四層各三十三行〻十二字正書在耀州五臺山

福壽論唐處士孫思邈撰

唐處士孫思邈福壽論　元人楊聰書碑在耀州五臺山

聖人體其道而不為也賢人知其禍而不欺也達人斷其命而不求也信人保其信而靜守也仁者守其仁而廉謹也士人謹其士而謙敬也凡人昧其理而苟非為也愚人執其愚而不悍也小人反其道而終日為也福者造善之積也禍者造不善之積也鬼神蓋不能為人之禍亦不能致人之福但人積不善之多而煞其命也富貴者以輕權勢取為非分也貧賤者以佞盜取為非分也神而記之人不知也夫神記者明有陰籍之因又按黃庭内景云夫人有万餘神主身三尸九蟲善惡童子錄之奏上況有陰冥之籍也愚癡之人神不足神有餘者聖人也亦不可一二欲而奪其人命也亦有爵被人輕謗及暴見貶黜削其名籍遣其横病者多理輔不法所致也理輔不正

不死者○其壽餘祿未盡也○正理輔而死者○其筭盡也○貧者多壽○富者多促○貧者多壽○以貧窮自困而常不足○不可罰壽○富者多促○而奢侈有餘○所以折其命也○乃天損有餘而補不足○亦有貧賤飢凍○曝露其屍不葬者○心不吉之人也○德不足是以貧焉○心不足○是以死焉○天雖然不煞○自取其斃死也○不合居人間○承天地之覆載○戴日月之照臨○此非人者也○故有官爵之非分○車馬之非分○妻妾之非分○已上謂之不仁之非分也有屋宇之非分○粟帛之非分○衣食之非分○貨易之非分○已上謂之不德之非分也則神而記之○三年五年十年二十年○不過此○過此神而追之○則死矣○官爵之非分者○崎嶇而居之○賄賂而得之○德薄而執其位○躁求而竊其祿○求其躁亂而必強○強而取之

非分也。即有哭馬病焉死焉。神已記之。人不知也。車馬之非分者。市馬恡其價。而馬欲其良。水草而不時。鞭勒而過度。奔走而不節。不知驅馳之疲。不知遠近之乏。不護嶮阻之路。畜不能言。天衰力竭。此非分也。神已記之。人不知也。妻妾之非分者。所愛既多。費用必廣。淫佚之道。必在驕奢。金翠之有。 蘭膏之有棄。惡賤其紋絲。厭飫其珍羞。人為之難。予為之易。人為之苦。予為之樂。此非分也。神已記之。人不知也。童僕之非分者。以良為賤。以是為非。若不憫之。樂不容之。寒暑不念其勤勞。老病不矜其困憊。鞭撻不問其屈。伏陵辱不問其親疎。此非分也。神已記之。人不知也。屋宇之非分者。人不多而構其廣廈。價不厚而罰其

工人以不義之財葺其無端之舍功必至飾必明斤斧血力木石
勞　神不知環堵之貿蓬户之陋此非分也神已記之人不知也粟
帛之非分者其植也廣其穫也勞其農也負其利也倍畜乎巨
廩餘動歲年盜賊之竊麋雀鼠之巢穴及乎困農負債利
臨深寃此非分也神已記之人不知也衣食之非分者紋綵有
餘々而更製衣箱篋之無限貧寒々之不施不念倮露之凌寒々布
素之不足以致蠹魚鼠　香醃腐爛此非分也神已記之人不知
也飲食之非分者一食而須其水陸一飲而聚其絃歌其食也寡
其費也多民之糠糲不充此以膻臟有棄縱其僕妾委擲泥
塗此非分也神已記之人不知也貿易之利厚不爲非分利外尅

人。凶為非分。接得非常之利者祥也。小人不可以輕而受之。其所鬻者。所。者。貴彼之愚而我之賊ゝ。而得之者禍也。倖而得之者災也。分而得之者吉也。居而得之者福也。夫人之死。非因依也。非疴瘵也。蓋以積不仁之多。造不善之廣。神而追之。則矣。人若能補其過。悔其咎。布仁惠之恩。垂憫恤之念。德達幽冥。可以存矣。尚不能逃其往負之災。不然者。其禍日多。其壽日促。全之得。盈福之已竭。且無義之富。血屬共之。上之困焉。下之喪焉。如此者。於我如浮雲。不足以為富也。人若奉陰德而不欺者。聖人知之。賢人護之。天乃愛之。人以悅之。鬼神敬之。居其富而不失其富。居其貴而不失其貴。禍不及也。壽不折矣。攻劫之患去矣。水火之災除矣。必可保

福壽論

耀州五臺山靜明觀主持眞老人李素舟伏見眞人福壽論雖載於道藏而少見行於世者，又憫其時人而積善者少而積惡者多，故以此論魁諸石，庶廣於世而不泯絶，抑使後之見聞者改惡從善者耳。歲在丙辰秋九月望日觀下李素美、毛素□、曹素圭、同志和、路志全、葉志英、秦志一、王志超、王志安、鄭志安、李志松、羅志遠、劉德童、師堅童同立石。助緣人池陽清安人楊素□、雲陽縣湛然逸士淡坤、前同官縣令楊茂、清眞子似志崇、王泉開客楊聰書丹，南陽逸士張志和刊。丙辰為元憲宗嗣位六年

生全天壽也○

陝西通志○五臺山在耀州東三里○自唐簡陵折而西北○一峰特起曰鑑山○山下有五峰○蓋眞人孫思邈隱居地○有太元洞○或云眞人療龍處○下有聚虎坪○即眞人伏虎處○此太宗賜頌所云○降龍伏虎者也○又太元洞西有洗藥池○為眞人洗藥處○又洞東北八里為眞人故宅○此孫眞人祠之大槩也○唐書隱逸傳○孫思邈通百家說○善言老子莊周○居太白山○隋文帝以國子博士召○不拜○太宗○初召詣京師○年已老○而視聽聰瞭○帝歎曰○有道者○欲官之○不受○顯慶中○復召見○拜諫議大夫○固辭○上元元年稱疾還山○思邈邃於陰陽推步醫藥無不善○初魏徵等修齊梁周

三聖列有解

隋等五家史。屬咨所遺。其傳[illegible]行永淳初卒。年百餘歲。其
孫溥後為蕭丞。思邈事蹟見[illegible]史者如是而已。未嘗載有
太宗賜頌之事。此所刻頌語有[illegible]然者。如曰羽翼三聖。不知其
何指。思邈生于周。長于隋。入唐[illegible]居高祖太宗高宗三朝。在隋
文時。雖召以官。不得言羽翼。且[illegible]亦不得稱隋文為聖。在唐
三朝。太宗是第二世。安得遂有[illegible]之稱。明係後人頌思邈之詞。
而謂其經歷三朝也。又唐世諱虎[illegible]宗不得直用降龍伏虎字。
尤為明證。唐書傳列思邈于隱[illegible]敘其抱道不仕。無一語及神
仙事。實則未嘗以真人目之。其所[illegible]千金方千金翼方等書。唐
書藝文志祇稱之為孫思邈撰。[illegible]咸載其書。始冠以孫真人之

廟詔及勅告見金石萃編卷一百四十三

此三聖疑是指伏羲神農黄帝也

號真人之封。始于宋崇寧二年二月。境内不雨。知軍州事王允中詣祠禱雨有應。請于朝。賜廟額曰静應。勅封妙應真人。且立碑。則太宗賜頌。必是宋時道流僞託。惟思邈所撰福壽論一篇孫真人祠記作福禄論三卷与此異李素舟跋謂載于道藏。少見行世。今檢道藏羣字號載福壽論。與雲笈經旨同卷。題曰唐太古抄應孫真人述。則封邈封號。又加太古二字矣。福壽論録之。足以勸世。太宗頌雖不能確信。亦附存之。王述菴金石萃編卷四十七、

唐太宗賜真人頌 五泉閒客揚聰書、聰無考

鑿開徑路。名魁大醫。羽翼三聖。調和四時。降龍伏虎。拯衰救危。巍巍堂堂。百代之師。略志全祈禱之病愈事見于頌後跋語

龔鼎臣醫述 節録

國家重醫藥之書。最為事[illegible]先朝編輯名[illegible]頒布天下
郡國。其間述時疫之狀。實為[illegible]悉。及慶曆中[illegible]文臣上建
言。俾自京師以達四方。學醫[illegible]皆聚而講習。[illegible]精其術者
黜。庸醫繆殺生靈。從此為治道[illegible]而為世俗固陋胡[illegible]仁愛之言
如此。而流惑邪誕而夭性命者[illegible]胸之。今已藏醫[illegible]自與醫者之
法。考神農子儀扁鵲秦和之術。[illegible]于岐伯俞跗之[illegible]臣往郭。
以識治病。使可治之疾。不終害人[illegible]謗民之一歹也。而[illegible]已實其之
俗。尚巫。執迷不知醫藥之神[illegible]淫祀之鬼。執[illegible]所以者嘉
祐四年七月二十日述。 宋文鑑卷[illegible]十七

别加馬卲山谷

張文潛跋龐安常傷寒論

古之良醫。皆不預為方。何也。病之來。无窮。而方不能盡。依不工者。急。其。勢。如。而。用。之。則。其。害。大。矣。惟仲景傷寒論論病處方。纖悉必具。又為之增損進退之法。以預告人。嗟夫。仁人之用心。且非通神造妙者。不能為也。龐安常又竊悲其有病證而無方者。續著為論數卷。其用心為術。非獨大人。何以及茲。淮南人謂龐安常能與傷寒說話。豈不信然哉。予將去黃。藥仲實以黃別駕屬序求予書。而仲實之父為醫。所龐君之妙。惜余言何加也。

呂獻可醫銘　此銘已見前[illegible]

六氣五行。人稟而生。三部九候。[illegible]和。乎菅稱絕於[illegible]腸滌

胃。輔以砭石。因之決潰。察脉[illegible]當於未然。不攻[illegible]勝庶矣。

十。全愈。世之病。如持國柄。常[illegible]承邪。不得干正。[illegible]邪已去。

膏肓必趣。苟和于氣。毫毛發[illegible]生泰也。有為心[illegible]之師。義

利之重。慎乎所從。

序云。晉人武泰通醫術。守[illegible]於補。方醫正還。[illegible]劍。哲也。

聖上。侯留氣陰。歸善于[illegible]羽廣攄未學。其[illegible]有是稱也。

予謫處于是。還寺庵中。[illegible]乃文以歌于庵因[illegible]銘。嘉

乃意勸。遂成其志。起予[illegible]以詠其善也。

華佗傳 佗一名旉其弟子吴普樊阿

療疾合湯不過數種心解分劑不復稱量煮熟便飲語其節度舍去輒愈 人體欲得勞動但不當使極耳動搖則穀氣得消血脈流通猶户樞不朽是也能以頸鴟顧引輓腰體動諸關節以求難老

莊子達生篇

豹養其内而虎食其外毅養其外而病攻其内此二者皆不鞭其後者也善養生者若牧羊然視其後者而鞭之無入而藏無出而陽柴立其中央三者若得其名必極人之所取畏者衽席之上飲食之間而不知爲之戒者過也

答道州薛侍郎論[illegible]書書　劉[illegible]錫

禹錫再拜初元出中臺守[illegible]華人咸曰函牛[illegible]鼎以之烹小鮮惜乎餘地瀰漫而[illegible]庸也愚獨心有[illegible]焉以爲君子受乾陽健行之氣不[illegible]以息苟吾位不[illegible]以充吾道是宜寄餘術百藝以洩[illegible]用其無暇日與[illegible]位同久欲以是理求有得於无而[illegible]有路會崔生來[illegible]書教果惠以所著奇方十通商古[illegible]之宜而去其并[illegible]以一物足以了病者居多非累試[illegible]效不在是族或[illegible]諸脣近亦以攟拾慮恒人多急怱[illegible]首必建言顯功[illegible]其功於已然其它立論率以辨病[illegible]將然爲先而攻[illegible]爲後言

君臣必以時言宣補必以性言政火必本其輪欵言祓禳必因其風俗齊和之宜炮劀之良蒸灸有陰陽之候煎熏有少多之取撓（火高反）勞以制馭露置以養滋味有所走熏有所歸存諸纖悉易刺生患非博極淹貫之士孰能知其所從來哉愚少多病稍有為童免時夙具襦袴保姆抱之以如醫巫家鍼烙湯餌喧然啼號坐嫗輒陽陽滿志引手直求未知何等方何等藥餌及壯見里中免年齒比者必晚然武健可愛羞己之不如遂從世醫號富於術者借其書伏讀之研小品方於群方為最古又得藥對知本草之所自出于素問識榮衛經絡百

骸九竅之相成學切脈以[illegible]表候而天機昏[illegible]布指於
位不能分累蔽之重輕等[illegible]息至而已然於[illegible]石不為
情矣爾來垂三十年其術[illegible]以自衛或行乎[illegible]內疾輒
良己家之嬰兒未嘗詣醫[illegible]求治者頃因欲[illegible]次己試
者為一家方書顧力不足[illegible]先能我先所以[illegible]既之喜
信踰拱璧有以賞音遠道[illegible]常患世人居平[illegible]讀一方
病則委千金於庸夫之手[illegible]于甚殆而曰不[illegible]豈真不
幸邪甚者或乘少壯之氣[illegible]人言醫以為非[illegible]吕言曰
飴口飽腹藥其如我何所[illegible]之氣有時而既[illegible]禱神佞
佛遂甘心焉无以愚言覆[illegible]之其人固比肩[illegible]前蒙示

藥焙地謹如敎地之惠果不能俾雖茈音紫胡水瀉喜速朽者率久居而無害萬物不可以無法謂生不由養致其誣乎山川匯遐事使之遠形不接而論者莫質乎書臨紙怊悵不宣禹錫再拜

鑒藥

劉[illegible]錫

劉子閒居有負薪之憂食[illegible]良弗知其旨血[illegible]交診煬然焚如客有謂予予病病[illegible]日矣乃今我里[illegible]方士淪跡扵醫厲者造焉而美肥[illegible]者造焉而善馳[illegible]帶病也將子詣諸予然之之醫所[illegible]脉觀色聆聲參[illegible]而後言曰子之病其興居之節舛[illegible]食之齊乖所由[illegible]也今夫藏鮮能安穀府鮮能母氣[illegible]為美疢之囊橐[illegible]我能攻之乃出藥一丸可兼方寸[illegible]授予曰服是足[illegible]瀹昏煩而鉏蘊結銷蠱慝而歸耗[illegible]然中有毒須其[illegible]瘳而止過當則傷和是以微其齊[illegible]予受藥以餌過[illegible]而腿能

輕痺能和涉旬而苛癢絕焉抑搔罷焉踰月而視分纖聽察微蹈危如平嗜糲如精或聞而慶予且閧言曰子之獲是藥幾神乎誠難遭已顧醫之態多嗇術以自貴遺患以要財盖重求之所至爲深矣予昧者也泥通方而狃既效猜至誠而惑勤說卒行其言逮再餌半旬厥毒果肆岑岑周體如痁作焉悟而走諸醫醫大吒曰吾固知夫子未達也促和蠲藥者投之濱於殆而有喜異日進和藥乃復初劉子慨然曰善哉醫乎用毒以攻疹用和以安神易則兩躓明矣。苟循往以禦變昧於節宣。奚獨吾儕小人之弊而已。

述病

劉禹錫

劉子嘗涉暑而征熱攻于[illegible]以致病其僕也北[illegible]痛亦莫能與遠浹日予有瘳醫診[illegible]日疾幸間矣顧[illegible]診而未平有遺類焉宜謹於攝衛[illegible]之爭方則病復[illegible]所苦既微而怠其說倦眠于衾而[illegible]焉倦隱于几而[illegible]焉面不能罷頮髮不能捐櫛口不[illegible]忘味心不能無[illegible]如是未移日而疾也瘮（疎錦反）如復[illegible]予躬進藥求汗[illegible]三渙然後目能視視既分則嚮時[illegible]僕已睨然執杯[illegible]侍予于前矣予訝而曰曩吾與世[illegible]病偕呻也謫也[illegible]酷而吾徵藥也餌也吾殷而若蓮[illegible]患之同而痊之[illegible]哉僕諄

諄而荅云己之被病也兀然而无知有問也亦兀然而無知髮蓬如而忘乎亂面黜如而忘乎垢淯疾之殺也雖飲食是念無滑甘之思日致俛初亦不知也予喟然歎曰始予有斯僕也命之理畦刈疏荒圭庖則味乖顧廐則馬瘠帝謂其無違能達乃今以兀然而賢我遠甚利與鈍果相長哉僕更矣劉子詠言曰樂於用則豫章貴厚其生則社櫟賢唯理所之旨何膠於域哉

此與驗藥篇乃夢得因論七篇之首尾因論者言有所自也夫造端乎無形垂訓乎至當其立言之徒放詞乎無方措旨於至適其寓言之徒蒙之名不逮乎是造形而有感因感而有詞匪立匪寓以消為目云七篇者驗藥[illegible]嘆[illegible]徽册屬力說[illegible]述病也

東坡養生微論

與王定國簡云揚州有侍其[illegible]者官瘴地十餘[illegible]年北歸面色紅潤無一點瘴氣只是[illegible]摩腳心法耳此[illegible]定國自已行之更請加工不廢每日飲[illegible]酒調節飲食常[illegible]胃氣壯健安道軟朱砂膏某在湖[illegible]服數兩甚覺有[illegible]到彼可久服子由昨來陳相別面色[illegible]潤目光炯然獨[illegible]行氣膀腹間隆隆如雷聲其所行[illegible]吾輩所常論但此君有志節能力行耳粉白黛[illegible]俱是火宅中狐射干之流願深以道眼看破 又云但[illegible]情不節或能使理丢怯以感外邪此語甚惷而情[illegible]君深思先構付[illegible]之重痛

自愛身壽氣攝以勤于道引服食尤宜倍加功。又云前書所
憂惟恐定國不能愛身壽世，願常置此書于座右，如君美
材多文，忠孝天禀，但得不死，必有用，可將雅質者明了，不待
鄙言。但目前日見可欲而不動心，大是難事。又尋常人生意
無聊中多以聲色自遣，定國奇特之人，勿襲此態，相知之深，
不覺言語直突，忽欲知他日不訝也。又今冬至已借得天慶觀
道堂三間，燕坐其中，謝客四十九日，雖不能如張公之不語，然亦
常闔戶反視，想當有深益處。近有人惠丹砂少許，光彩甚奇，
固不敢服，然其人教以養火，觀其變化，聊以怡神遣日。道士謂
金丹不能解化，而丹材多出南荒，故留維以乞岣嶁覓地于

廬州。不可不留意也。道術多方。[illegible]得其要。然一以某期[illegible]惟能靜。心。閑。目。以。術。習。之。得閑得百[illegible]為益甚大。尋常[illegible]將扶。以脈候得百二三十至。遍是百二三十[illegible]不。數為之。似覺[illegible]功辛信此語。使真氣雲行體中。癢冷[illegible]能近人也。又云。丹孔[illegible]如果可珍。為便寄示吾藥。壽甚聊[illegible]間中詭異之難。[illegible]不敢服也。又云。平生欲著一書。少自表[illegible]乎來世。因循未成。[illegible]光子粗有文章材性。未暇皆教之。從來[illegible]識長年養生之妙[illegible]亦未下手。二者皆大事。今浮沈陰無[illegible]可成。定國必賀[illegible]也。又云。馭病之術。惟絕。欲。練。氣。一事。本[illegible]衣晚嘗然。初不為[illegible]病而作也。君實嘗云。王定國瘴煙窟[illegible]五年。面如紅玉。不[illegible]遂雖如

此乎老人知道則不如不須思耶退之　又云子由不住得書極自遣道苦有戚矣餘無足道者

太守楊君素通判張公規邀余游安國寺坐中論調氣養生之事余曰皆不足道難在去欲張云蘇子卿嚙雪啖氊蹈背出血無一語少屈可謂了生死之際矣然不免為胡婦生子窮死海上而況洞房綺疏之下乎乃知此事不易消除眾客皆大笑余愛其語有理故為錄之　大全集七十三

出輿入輦命曰蹷痿之機洞房清宮命曰寒熱之媒皓齒蛾眉命曰伐性之斧甘脆肥濃命曰腐腸之藥此三十二字吾嘗書之門窗几席縉紳盤盂使坐起日見之寢食念之

董子曰君子甚愛氣而謹游于房是故新壯者十日而一游于房中年者倍新壯始衰者倍中年中衰者倍始衰大衰者以月當新壯之日而上與天地同節矣

元豐六年十月十二日夜一鼓後[illegible]有得風疾者急[illegible]視之已不能言矣死生陰陽之爭甚[illegible]有甚于刀鋸木[illegible]者余知其不可救嘿為祈死而已嗚呼[illegible]哉此復何罪手[illegible]色之娱而已古人云甘嗜毒藥戮猛獸[illegible]爪牙豈虛言哉[illegible]見了少年以此戒之少年笑曰甚矣子[illegible]之陋也色固吾之[illegible]甚好而死生疾痛非吾之所怖也余曰[illegible]行乞于道傴而號[illegible]道我一盂飯吾今以千斛之粟報子則[illegible]人皆權口笑之有[illegible]斛之粟而無一盂之飯不可以欺小兒怖[illegible]愛子雖不怖死[illegible]而猶好色其可以欺我哉今世之為高者[illegible]年之徒也戒生定[illegible]慧此不刊之語也如有不從戒定生者比[illegible]也如慧而實之[illegible]覺而實

夢也悲夫

趙負子謂人曰子神不全其人不服曰吾儕友萬乘螻蟻三軍粃糠富貴而盡拋死生何謂神不全乎負子笑曰是血氣所扶名義所激非神之功也明日問其人曰子父母在乎曰亡久矣常夢之乎曰多矣夢中知其亡乎抑以爲存也曰皆有之負子笑曰父母之存亡不待計議而知者也晝日問子則不思而對拋夢見之則以亡爲存死生之于夢覺有閒矣物之眩子而難知者甚於父母之存亡子自以爲神全而不懼可笑也哉予嘗須聞其語故錄之

道小引家云心不離田手不離宅

養之以至靜。守之以至虛。火自[illegible]之水自伏之。升降[illegible]闔。彼
自有數。日月既至。自變自成。吾[illegible]知可也。
予因采為歌訣云。至靜至[illegible]寸以和。火鍊水伏。歸吾家。
升降闢闔行弗差。了然[illegible]知取六華。
思無邪齋贊云。飲食之精。草[illegible]之華。集我丹田。[illegible]丹所宗。
我丹伊何。鉛汞丹砂。客主相[illegible]如巢養鷄。培以[illegible]耕以
赤蛇。化以丙丁。滌以河車。乃[illegible]枝乃實乃華。[illegible]煉于日。
赫然丹霞。夜浴于月。皓然素[illegible]既金丹自成。曰思[illegible]邪。
東坡云。此贊信筆直書。不[illegible]然定。殆是天成。非[illegible]意造
也。紹聖元年十月二十日。

用次砂精良者鑿大松腹以松氣煉之自然成丹吾老矣不暇
為此當以山澤銀為鼎有蓋擇砂之良者二斤以松明根節懸
胎煮之置砂餅蕪水以補耗滿百日取砂玉槌研七日投熟蜜
中通油蒸飄盛日以銀匕取少許醇酒攪湯飲之常有益也
冬至後齋居常吸鼻液漱煉令甘乃嚥入下丹田以三十瓷器
皆有蓋溺其中已隨手蓋之書識其上自一至三十置淨室
選謹朴者掌之滿三十日開視其上當結細砂如浮蟻狀或黃或
赤密取細研棗肉為丸如桐子大空心酒吞下不限數三五日內
取畢夏至後仍依前法采取卻候冬至後服此名陽丹陰煉須
盡絶欲若不絶砂不結

首生男子之乳父母皆無疾恙[illegible]升養其和善飲[illegible]之日取
其乳一升許少只半升以來可[illegible]砂銀作[illegible]与[illegible]如無朱
砂銀山澤銀各濤慢火熬煉[illegible]手攪如泥金色[illegible]丸即丸
如桐子大空心酒吞下亦不限丸[illegible]此名陰丹陽煉[illegible]入亦堪服
秋石皆非清淨所結又此陽物[illegible]又復經火經火之[illegible]皆其糟
粕與燒塩無異世人亦知服[illegible]陰物也不經火煉[illegible]冷滑而
漏精氣此陽丹陰煉陰丹陽煉[illegible]盖道士靈智妙用[illegible]機捷法
非其人不可輕泄慎之
養生倡云閑邪存誠練氣養[illegible]一存一明一練一清[illegible]明乃極丹
元乃生坎離乃交梨棗乃成[illegible]危坐服此四藥[illegible]一至到

此說非莊蘇氏學
多雜二氏之故

極則變矣貴于息關之廓然存之卓然養之郁然緯之赫然
守之以一成之以久功在一月何遲之有
「易曰閑邪存其誠詳味氏字知邪中有誠無非邪者閑亦邪
也至於無所閑乃見其誠者幻滅幻滅故非幻不滅」
每日五更起坐兩掌相摩熱摩湧泉無數以汗出爲度侍其武官法
垂足坐閉目握固縮穀道搖颼兩足如搆氣球狀無數氣極即
少休氣平復爲之日七八次得暖即爲之無定時蓋湧泉與腦通
閉縮搖颼即氣上潮也乃般運捷法也歐陽公患足疾痛殆
不可忍有人傳氏法用之三日不覺失去
「心不離田手不離宅」重出

養生訣上張安道

近年頗留意養生。讀書延問[illegible]士多矣。其法百[illegible]得其簡易可行者。間或爲之。輒有奇驗。[illegible]此法特容其妙。[illegible]知神仙長生。非虛說爾。其效初不甚覺。[illegible]積累百餘日。功用[illegible]可量。比之服藥。其力百倍。久欲獻之左[illegible]妙處非言語文字[illegible]能形容。然可道其大略。若信而行之。必[illegible]大益。其訣如左。

每夜以子夜後。（三更三四點、至五更以來）披衣[illegible]（入床上擁、被坐亦可）面東或南[illegible]盤足。叩齒三十六通。握固。（以兩母指掐第[illegible]第四指、握母指兩手拄[illegible]腰間也）閉息。（閉息是[illegible]道家要妙。先須閉[illegible]淨慮。掃滅妄想使心源湛然諸念不起自覺出入息調勻即閉定口鼻）內觀五臟[illegible]白肝青脾黃心赤[illegible]黑。（當更求五藏圖常挂壁上使心中熟識五藏六腑之形狀）次想心爲炎火[illegible]明洞徹。入下丹田[illegible]待腹滿

氣極。即徐出氣。不得令耳聞。候出入息勻調。即以舌攪唇齒內外。漱
煉津液。若有臭涎亦須漱煉，不嫌其鹹，漱煉良久，自然甘美，此是真氣，不可棄之。亦得嚥下。復以法閉息
內觀。納心丹田。調息漱津。皆依前法。如此者三。津滿口。即依
頭嚥下。以氣送入丹田。須用意精猛。令津與氣谷谷然有聲。徑
入丹田。又依前法為之。凡九閉息三嚥津而止。然後以左右手熱摩
兩腳心。此湧泉穴，上徹頂門，氣訣之妙。及臍下腰脊間。皆令熱徹。徐徐摩之，微汗出不妨，不可喘促。次以
兩手摩熨眼面耳項。皆令極熱。仍按捏鼻梁左右五七下。梳頭
百餘梳而臥。熟寢至明。
右其法至簡易。唯在常久不廢。即有深功。且試行一二十日。精
神自已不同。覺臍下實熱。腰腳輕快。面目有光。久之不已。去仙

不遠。但當習閉息，使漸能遲[illegible]脈候之。五、至為一[illegible]過來閑

得漸久。每一閉百二十至而開。若[illegible]閉得二十餘息也。[illegible]不可強

閑多時。使氣錯亂。或奔突而[illegible]反為害。慎之慎之。[illegible]須常節

晚食。令腹中寬虛，氣得回轉。[illegible]日無事。事事時時閑[illegible]內觀。漱

煉津液，嚥之。摩熨耳目，以助[illegible]氣。但清淨專一，即[illegible]見功矣。神

仙之術，有不可學者三，一忿躁。[illegible]險。三貪慾。不雅[illegible]之清德無

此三病，竊謂可學，故敘其臣[illegible]為修為行。他日相見[illegible]復陳其

妙者焉。文書口訣，多枝詞隱語[illegible]不見下手門路[illegible]直指精要。

可謂至言不煩，長生之本也。查[illegible]加寶祕，勿使淺[illegible]有窺見，以

泄至道也。

龍虎鉛汞說 寄子由

人之所以生死未有不自坎離者坎離交則生分則死必然之道也離為心坎為腎心之所然未有不正雖桀跖亦然其所以為桀跖者以內輕而外重故常行其所不然者爾腎強而溢則有欲念雖堯顏亦然其所以為堯顏者以內重而外輕故常行其所然者耳由此觀之心之性法而正腎之性淫而邪水火之德固如是也子產曰火烈人望而畏之水弱人狎而玩之〻之達者未有不知此者也龍者汞也精也血也出于腎而肝藏之坎之物也虎者鉛也氣也力也出于心而肺蔵生之離之物也心動則氣力隨之而作腎溢則精血隨之而流如火之有烟未有復返于薪者也世之不學道

其龍常出于水。故龍飛而永輕。[illegible]而常出乎火。故[illegible]之而銷枯。
此生人之常理也。順生者死。逆[illegible]仙。故真人之言曰：[illegible]行則為
人。逆行則為道。又曰：五行顛倒[illegible]從火裏。五行[illegible]行，佛向
水中生。有隱者教予曰：人能正[illegible]目調息，以拖固定[illegible]徵則徐
閉之。達摩胎息法亦須閉。若如佛經待其自止，恐永不能到也。雖無[illegible]念而卓然精明，靜[illegible]劉烈。如
火之不可犯。息極則小通之，徵則治[illegible]之。方其通時亦限一息。息歸之已下丹田中[illegible]之，惟數
以多為賢，以久為功。不過十日則丹[illegible]而水上行。愈久愈[illegible]溫氣至，
如熏上行，如水蒸然，如雲蒸于[illegible]盡。雖者飛也。著[illegible]覺見火之
性也。吾目引于色，耳引于聲，口引[illegible]味，鼻引于香，火[illegible]隨而飛。
之令吾寂然無所引于外，火無所[illegible]則將焉往？水其所[illegible]也，勢必

從之坎者陷也物至則受水之性也而況其蛇乎水火合則火不炎而水自上則所謂龍從火裏出也龍出于水則龍不飛不乘不乾向日之外腦滿而腰足輕方閉息時常進舌而上以舐懸癰雖不能到而意到焉久則能到也如是不已則汞下入口方調息時則漱而烹之須滿口而後嚥若未滿且留口中俟後次也仍以空氣送至下丹田常以意養之久則化而為鉛此所謂虎向水中生也此論奇而通妙而簡決為可信者然吾有大患乎生平狹陋志願百十回矣皆繆悠無成意此道非捐軀以赴之刳心以守之盡四命以守之不能成也吾今年已六十名位破敗兄弟陽絕妻子離散身居中羌北歸無日區區世味亦可知矣若復繆悠于此真不如人矣故敢

日來別叢書言顛。ゝ辟言如古人避遁[illegible]躬山。或使絕域。[illegible]子嘆云。彼何人哉。已令造一禪榻。而大安。[illegible]隱之下。專欲治[illegible]。[illegible]月已作諾蒸餅四枚。自今月百為首。盡[illegible]事。飢則令之。錄[illegible]。[illegible]飲湯水。不喫食物。細嚼以致津液。或食[illegible]少酒而已。午後果[illegible]於。更使臥。三更乃起。坐以待旦。有日採日[illegible]月採月。餘時非敎[illegible]煉陰則私。今所謂龍虎訣。爾如此百日[illegible]。有所感。不讀書[illegible]看文且一時閣起。以待畢日。不遊山水。除見[illegible]外。不接客。不會[illegible]無益也。深恐易流之性。不能終踐此言。故[illegible]書以報應。[illegible]他[illegible]有懇於弟而不敢爲也。此事大難。不知[illegible]畢然不懇吾。此[illegible]既以自堅。又欲以叢弟也。卷舌以紙懸[illegible]迎得此法。初甚秘[illegible]之。此禪一家所謂向上一路子千聖不傳人所見如是雖可笑然極有驗也但行之數日間舌下筋急痛當以漸馴致若舌尖果能及懸癰則致華池之水莫捷于此也又言此法名洪爐上一點雪宜自祕之

寄子由三法

食芡法

吴子野云芡實蓋温平爾本不能大益人然俗謂之水硫黄何也人之食芡也必枚囓而細嚼之未有多嘬而亟嚥者也舌頰唇齒終日囁嚅而芡無五味腴而不膩足以致上池之水故食芡者能使人華液通流轉相挹注積其力雖過乳石可也以此知人能澹

食而徐飽者當有大益吾在黃[illegible]中見牧羊者必[illegible]瘠土云
草短而有味羊得細嚼則肥而[illegible]疾羊猶尓況人乎

胎息法

養生之方以胎息爲本此固不[illegible]語更無可議但[illegible]氣若不閑
任其出入則眇綿洗滯無卓然[illegible]効待其兀然自住[illegible]終無此
期若閉而留之不過三五十息奔[illegible]而出雖有微暖[illegible]下丹田蓋
不償損決非度世之術近日深[illegible]小有所得蓋因[illegible]真人養
生門中第五篇及靈寶尋究思[illegible]得其畧曰和神[illegible]氣之道
當得密室閑戶安床暖席枕高[illegible]寸半正身偃仰瞑[illegible]閉氣於
胸膈間以鴻毛着鼻上而不動[illegible]百息耳無所聞[illegible]無所見心

無所思，如此則寒暑不能侵，蜂蠆不能毒，壽三百六十歲，此鄰於真人也。此一段要訣，亦且靜心細意字字研究着。既云閉氣於胸膈中，令鼻端鴻毛不動，則初機之人安能持三百息之久？所以是元不閉鼻之氣，只以意堅守此氣于胸膈中，出入息似動不動，絪緼緲緲，如香鑪蓋上烟、湯餅嘴上氣，自在出入，無呼吸之者，則鴻毛可以不動。若心不起念，雖過三百息可也。仍須一切依此本訣以而為之。仍須真以鴻毛粘着鼻端，以意守氣于胸中，遇吐吸時不免微吸，及其呼時全不得呼，但任其絪緼縹緲微微自然，盡氣平則又微吸，如此出入元不然，而鴻毛自不動，動之極微，覺其微動則又加意制勒之，以不動為度。雖亦制勒，然終不閉塞。數百息出者少不出者多則内守充盛[illegible]脈流通上下相灌輸[illegible]而生理備矣兄悟此言意甚以為奇忽[illegible]想燒香神登[illegible]心自悟自證遠值痔疾及熱甚未能力行[illegible]時時小試覺其理[illegible]謬更俟疾平天涼精精致力續見效[illegible]根本不可謂出言[illegible]挨而輕之也

藏丹砂法

抱朴子云古人藏丹砂井中而飲[illegible]猶獲上壽今但[illegible]望大丹丹既不可望又欲學燒而藥物[illegible]皆未必真縱使[illegible]成又畏火毒而不敢服何不趁取且服生[illegible]砂意謂煮之過百[illegible]有力也某慢草藥是還盈子亦神仙所餌[illegible]自熬煉草石之[illegible]且相亂

入每日五更以井華水服三丸服竟以意送至下丹田心火溫養
久之意謂必有絲毫留者積三百餘服頗必有力圭留丹田致一
之道初若眇昧久乃有不可量者兄老大無見解直以此守
而致神仙此大可笑亦可耻也
吾雖了了見此理而資躁褊害之者衆事不便以子由端
靜淳淵使少加意當先我得道得道之日必却度我故書
此紙為異日符信非虛之語也紹聖二年八月二十七日居士記

東坡問養生

余問養生於吳子得二言焉[illegible]和曰安何謂和曰[illegible]子不見天地之為寒暑乎寒暑之極[illegible]於折膠流金而物[illegible]以為病其變者微也寒暑之變晝與[illegible]逝夜與月並馳[illegible]仰之間屢變而人不知者微之至和之[illegible]也使此二極者相尋[illegible]而狎至則人之死久矣何謂安曰吾嘗自[illegible]山浮海達於淮[illegible]大風焉舟中之人如附於桔槔而與之上[illegible]蹈車輪而行反[illegible]眩亂不可止而吾飲食起居如他日吾[illegible]有異術也惟莫[illegible]之爭而聽其所為故凡病我者舉非物[illegible]食中有蛆人之見[illegible]者必嘔也其不見而食者未嘗嘔也請察[illegible]所從生論八珍[illegible]必嚥言

北方之情好也好行貪狼甲子主之東方之情怒也怒行陰賊亥卯主之南方之情惡也惡行廉貞寅午主之西方之情喜也喜行寬大巳酉主之上方之情樂也樂行姦邪辰未主之

糞穢者必唾二者未嘗與我接也唾與噫何從生乎果生於物乎果生於我乎知其生於我也則物與之接而不能安安之至也安則物物之感我者輕和則我之應物者順外輕內順而生理備矣吳子古之靜者也其觀於物也審矣是以私識其言而待者觀焉

續養生論

鄭子産曰火烈人望而畏之水弱人狎而翫之翼奉論六情十二律其論水火也曰北方之情好也好行貪狼南方之情惡也惡行廉貞廉貞故為君子貪狼故為小人予參二子之言而為之說曰火烈而水弱烈生亡弱生耶火為心水為腎故二臟之性亡亡而腎耶腎

下方之精哀也哀[illegible]
戊丑主之　上方謂北東[illegible]
方謂南西北東二陰南西二陽
此論甚快然記舊
人有驗之者當再
尋考

無求邪者雖上智之賢亦邪然[illegible]智常不淫者心之定[illegible]而賢聽命
也心無求正者雖下愚之心亦正然[illegible]愚常淫者心不定[illegible]賢為政也
如此則知鉛汞龍虎之説矣何[illegible]凡氣之謂鉛或静[illegible]踊或呼或
吸或執或擊手凡動者皆鉛也肺[illegible]納之肺為金金為白[illegible]故曰鉛又曰
虎何謂汞凡水之謂汞唾涕膿[illegible]汗便利凡濕者[illegible]水也肝實
宿藏之肝為木為青龍故曰汞[illegible]龍古之真人論内[illegible]白五行鼓
倒衝龍從火裏出五行不順行[illegible]向不中生世未有其説者也
方五行之順行也則龍出乎水雨[illegible]乎火皆死之道也[illegible]宸而賢
為政聲色外誘邪淫内發壬癸[illegible]英下流為人或為[illegible]壞是汞龍
之出乎水者也喜怒哀樂皆出[illegible]者也喜怒攫拏陀[illegible]怒怒鼓擊

胸前為膺，曰胸兩旁高處為膺

隨之哀兮擗踊，隨之樂兮忭舞，隨之心動于內而氣應于外，是鉛虎之出于火者也。汞龍之出于水，鉛虎之出于火，有於出而收返去乎？故曰皆死之道也。真人或為之以逆行，曰龍皆從火出，虎皆從水生也。其說奚何？孔子曰：思無邪。凡此所以皆邪也，而世界的草木之孰能使有思而非邪，無思而非邪，土木乎？直必有無思之理。吾言無思之思，請已莊栗如臨君師，未嘗一念放逸，然卒無所思而纖毫思角非作故之本性無故，是之謂孰孰之生，定以出入息自住，出入息住兮，心火不收矣。上火在易為離，離，龍也，必有所滋主營獨立而水其泥也。既不炎上，兮從其泥矣。水火合兮，壬癸之玉上流于腦，而溢于之膺。若真漏而不鹹，非腎生故也。此汞龍之白火生者也，老君亡藥內丹之萌無過此者矣陰陽之形定天[illegible]凡人之始造形皆[illegible]故五行一曰水乃腹氣而後生故二曰火生[illegible]有骨故三曰木木[illegible]故生而日呈凡物之堅壯者皆金氣也故[illegible]金骨堅而後肉生[illegible]土為肉故五曰土人之在母也母呼亦呼母吸[illegible]吸口鼻皆閉而[illegible]達故臍者生之根也乘龍之出乎火流乎[illegible]注乎元膺如納乎[illegible]心火不交之如從其形是火常在根也故乎[illegible]之英乃火而日堅[illegible]于四支洽于肌膚而日壯完其極乃金剝[illegible]形也比鉛膚之自[illegible]生乎也龍膚生而肉丹成矣故曰形形形[illegible]逆行形為逆之[illegible]乎也亦可謂長生不死之術矣

藥譜

嵇中散作幽憤詩，知不免矣，而卒章乃曰：采薇山阿，散髮巖岫，永嘯長吟，頤性養壽。妄悼此志之不遂也。司馬景王既殺中散而悔，使悔于未殺之前，中散得免于死乎？吾知其掃迹滅景于人間，如脱兔之投林也。采薇散髮，豈其所難哉？孫真人著大風惡疾論曰：神仙傳有數十人，皆因惡疾而得仙道。何者？割棄塵累，懷潁陽之風，所以因禍而取福也。吾始得罪遷嶺表，不自意全，既逾年無後命，知不死矣。然舊苦痔，至是大作，呻呼幾百日，地無醫藥，有為不致道士教吾去滋味，絕葷血，以清淨勝之。痔有蟲，館于吾後，滋味葷血，既以自養，亦以養蟲。自今日以往，旦夕食淡麪四兩，猶復念食，則以胡麻、茯苓麨足之，飲食之外，不啖一物。主人枯槁，則客自

卉之尚忍習性之易流於所中[illegible]無人之言對病者亦使人誦
之日三曰東坡居士海上道筆云[illegible]百日之苦手使以[illegible]葦而有
中散之號伯牛之疾雖以采薇[illegible]蕨豈可以執今食麻麥茯
苓多矣居士乃欲以苓之日事[illegible]乎之可可事治[illegible]味甘味之
味五味備今茯苓麻麥有將而[illegible]之兮弟子食兮知[illegible]無與我
之說兮嗚呼噫嘻館[illegible]不能以[illegible]為妮兮

東坡自登州還朝答嚴安常[illegible]不傳寒論真得[illegible]及聖賢
救人之意豈獨為傳世不朽之[illegible]無已義貫幽明矣[illegible]者為作
題之一篇寄去方苦多可救者[illegible]使付去人然亦不[illegible]所也又指
林縣書云端居靜念思五臟[illegible]而皆獨有二益[illegible]之所終始

生之所出死之所入也故太元罔直蒙酋冥罔爲冬直爲春蒙爲夏
酋爲秋冥復爲冬則此理也人之四肢九竅凡兩者皆水之也兩腎兩
足兩外腎兩手兩目兩鼻皆水之升降出入也手足外腎俱從固與
腎相表裏而鼻與目皆古來之言也[illegible]亦有之而儒觀者少不見耶
以理推之凡兩者其謂皆鹹非水而何儒以爲不得其理則內丹不成
此又未易以筆墨究也古人作眼目方皆先養腎水而以火暖之以
脾固之脾氣盛則水不下泄心氣下則水上行水不下泄水上行目安
得不明哉孫思邈用磁石爲主而以朱砂神麴佐之亦此理也夫
要當博極羣書而善究物理當爲儒思之是吾一拙
與程正輔簡云某舊苦痔疾蓋二十一年矣今忽大作百藥不効

知不能爲甚害然痛楚無聊而皆[illegible]頻又雖當出於無[illegible]遂欲休
糧以清淨勝之則又未能遽亦則[illegible]可但擇甚近似[illegible]如酒肉
鹽醯醬菜凡有味物皆戒又[illegible]粳米飯惟食淡麵[illegible]
更食胡麻茯苓麨少許取飽胡[illegible]去脂麻是也去皮[illegible]爲曝白
茯苓去皮入少白蜜爲麨雜胡麻[illegible]之甚美久此服令[illegible]多白氣
力不衰而痔漸退久久不退精輔[illegible]案術其効殆未易[illegible]此事極
難悉方強力以行之惟患無茯[illegible]用者告見爲[illegible]紅英南
雄尋買得十年斤乃足用不足之[illegible]於孜之亦可以一面[illegible]處買去
此藥時有僞者柳子厚云盡[illegible]是也若松根者[illegible]却是茯
神亦有効與茯苓同可用惟毛而[illegible]僞者頗有千頃[illegible]爲老病

切要用藥者。救生留意者甚。甚寔此中雖有之多阻。如有真者。更亦少許。既絕肉五味。與嗜氏麩次湯麵。更不消剋藥。百病自去。此長年之真訣。但易起而難行。亦才發隨志。務甚堅忍。是因名致禍也。又云。某近頗好丹藥。不惟有意于卸其亦翫玩物之變。以自娛也。向去江陵場亦有老的。須生郁邑也。在貴雖隔。兄試為將向。如可秘。買得五六兩為佳。若費力難求即已。雖急用也。不用果、、。又云。淡麵經月。病不除。卻精肉食。近卻頗安。天涼矣。退自然安適。之〔茯苓〕不服食也。杜緒與章子平書云。延福氣養內丹之要。所以久來成七旦生大用於也。今亦聞救。且宜服氏麩之。可御。而養丹。切不可服外物也。

寓集作遇疑誤

服白朮法

舒州李惟熙丹化鐵成金可謂至矣[illegible]其在海外曾作續[illegible]生論云

晚歲幾年為癰疽大患皆耳目所接戒之[illegible]

甚矣寓寄病困來於到毗陵[illegible]墨檢獲當跡呈[illegible]又云續

養生論乃有宋而作論即是之言[illegible]也中散後論也白[illegible]味舒州買朮每兩

二百足細碎而有如之舒州人亦珍之然其[illegible]肥厚遠不及宣湖所出[illegible]細[illegible]

每裹二斤五六百足極肥美者用此耳下若[illegible]謂芽朮不可用[illegible]為末餘

筋浮難搗者棄之或留作香[illegible]細末曝日中時以井花水濺潤

之則膏流自上謹視其和合[illegible]末白朮杵數千下候[illegible]以梧桐子

大不文一物此必是仙方日以井花水[illegible]為丸漸加至三百丸[illegible]為先匪此

非有仙骨者不得讀養生論[illegible]得異書然要以口[illegible]授詳也

代勝甫用之書云（論西夏）因夏求醫[illegible]以一事推之有及似[illegible]施行已也

患積聚醫云據病當下一月而[illegible]若不下半年而命[illegible]中年而后

一下一衰積衰之患終身之[illegible]延醫計之終不以[illegible]之怪而易

終身之憂遂用其言以善其業歷涉半年而愈初不傷氣勞力盡完因悟近日臣僚欲言願用兵西討皆是醫人願下一用而愈者也其務以求必不泯絕此臣子深憂罷之願出萬全之道也又云陛下愛民憂國此特如彭祖之愛身於陛下之用兵如彭祖之說井

又引劉洎諫唐太宗曰皇天以不言為貴聖人以不言為德老子稱大辯若訥莊子言至道無文且多記則損心多言則耗氣心氣內損形神外勞初雖不覺後必為累

惠州与瞿東玉云馬火也故將[illegible]四夢馬火也燥[illegible]不已則窮故膏油所以為無窮也藥之[illegible]油者莫如地黃[illegible]老馬皆復為駒樂天採地黃詩云与君[illegible]老馬可使照地[illegible]人不復知此法吾晚学道血氣衰耗如[illegible]馬矣欲多食生地[illegible]而不可常致近見人言循州興寧令[illegible]向于縣圃中[illegible]此藥言欲作書干求而未敢君与[illegible]為於人亦為致此[illegible]否此藥以二月採生取良欲許以此對[illegible]思為奉[illegible]也不冕与孫運句書云脾能[illegible]保歲飢養生家[illegible]之美變司馬子微著天隱子稱[illegible]氣入滓丸致[illegible]之太倉云言安穀過極不安穀不及[illegible]知脾胃寧固百[illegible]重也元

江南老人年七十三。壯貌氣力如四五十人。問其所得養生之術。但云。平生習不飲湯水耳。常人日飲數升。吾日減數合。但只沾唇而已。脾胃惡濕。飲少胃強。氣盛液行。自然不濕。雖暑月遠行。亦不念水。此可謂至言不煩。周曼叔比得脾疾。皆以利水藥去之。中年以後。一利一害。如碁之數。勝負相反。及今無病時力養胃氣。若土能制水。病何由生。向陳彥升云。少時得此疾。服商陸防己之類。皆不效。服金液丹至腹。乃今所云固胃助陽之藥也。但失力耳。物不如江南老人之術耳。薑。桂。辣。茶。椒。皆能脹肺。多服雖煖。不可服。且當以其色為度也。與歐陽叔弼向曾服何首烏。是長藥。濕厚。無毒。專寧之傳。其好。嘆之。每燒製。今人用牽牛以黑豆之

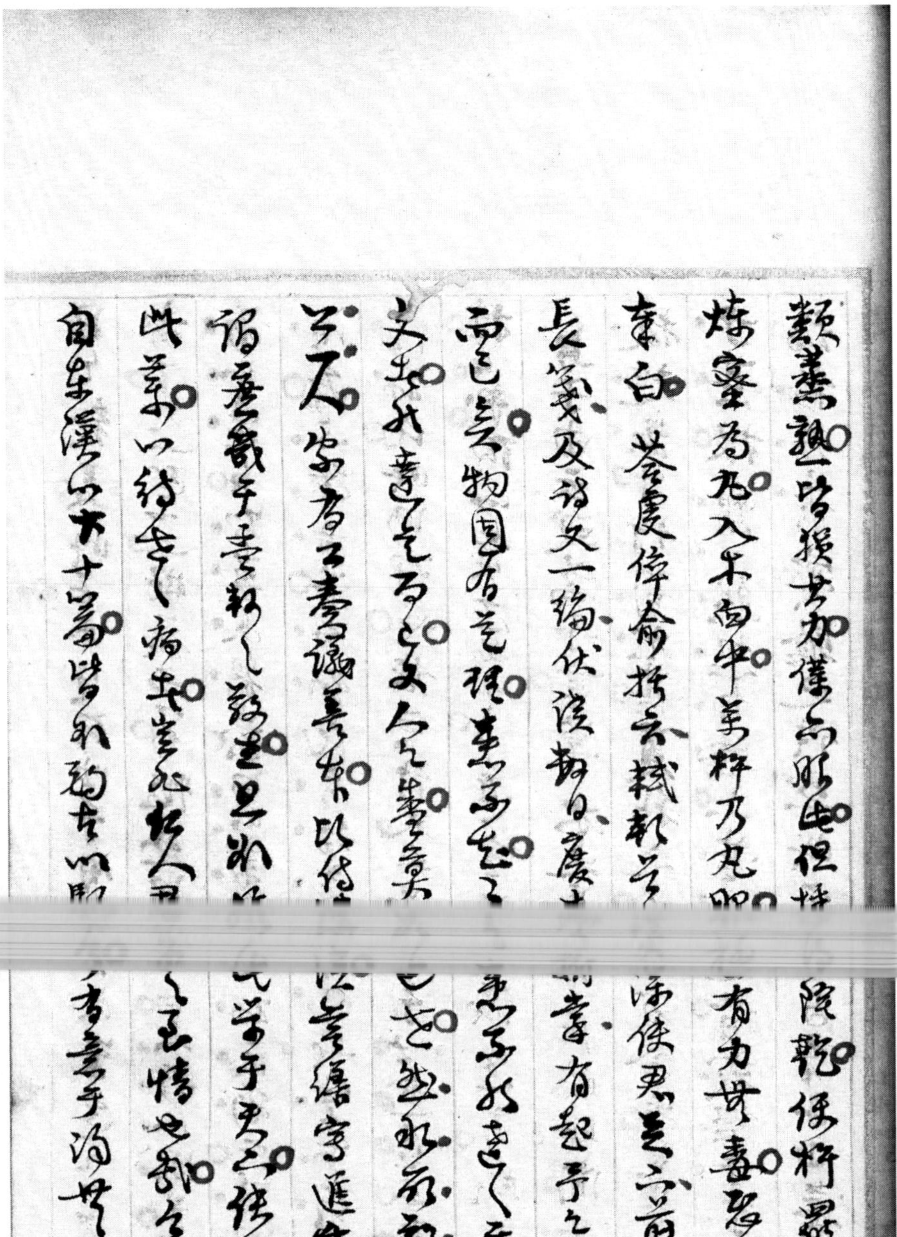

目之說矣。此正乎生所學乎用者焉。凡草之君子也。無去歲在部下。又一鑒正。頻窺爲家概然有傑曰：吾所以聞草端熱論了氣別之意。曰：習醫之人，蜀藥以草爲本。然劉氏、劉氏皆以草剏劉氏醫乎治病。予擇其善者、劉氏書稿，意曰：本草全無所去，而亦劉氏當經劉氏此說理也。後更行文，未必屬乎理學之醫，而醫學豈得所當據之說，則以黃又了。匯宣不差論之表。新錄學之然予之也。

与子由云：或爲予言草木之長，常在昧明間。早起伺之，乃見其拔起數寸。竹筍尤甚。夏秋之交，稻方含秀，黃昏月上，露珠起于其根，纍纍然忽自騰上，若推之者，或綴于莖心，或綴于葉端。稻乃秀實。驗之信然。此二事與子由養生說契，故以

此為害耶。又云：黄州市井家[illegible]豕程日殺一羊，不[illegible]任其争
買。時孕婦其買其脊骨，每[illegible]骨間亦有微肉，謂[illegible]忽熱瀹
也。不垂熱者，皆挖水不絕。溏泄乎，甚屬焉。[illegible]微燋食之，終日[illegible]制乃餌而
于肯綮之間，意甚喜之，如食[illegible]蟹。率數日輒[illegible]甚覺有
補。不由三年，食其肉，所食幾[illegible]，沒齒而不得骨[illegible]夜知此
味耳。致其此骨遺之，張致謂[illegible]可施用也。然此說[illegible]為衆務
不說矣。與人云是疾，惟威靈[illegible]仙，勝之味為末。審[illegible]之服。必
效之藥也。但威靈仙雖乃真[illegible]藍，所用為之手[illegible]之細其尔。
其驗以味極苦而已，此其[illegible]如[illegible]速，故且勝而不[illegible]折之有細
差起。向以示之，親云有黑白[illegible]以謂之有鵝鴨肥[illegible]最其備。
然後為真耳。服之方年驗，雖[illegible]樹，實皆可已。久乃[illegible]至及其焉

之効。二物青等分。欽於臟桑寄加減。生脉治及熱痢水皆可下。獨活茶耳。於之可以有効。若常服之。即每歲必補阜英芽之極難知。如述性茶湯。始知代茶法。此數種處方皆用其君病者。故詳以年白。與高達人云。研餅亦被方及寒暑年月者益厚矣。然此乃本朝之世所遺。自研用意遠意為已。又特以為生留為遺物。其所著奧儀方。寫錄生仕。其級為此。後知此物足嘉之左右。或番自時田部治請。慈服之也。又與相逢。師亦既安常為醫者。志于利。治法古聖。執事白勝丸治婦人之陽于術。與金用藥。若以鍊之為性。利性[illegible]而已。是因此安常執

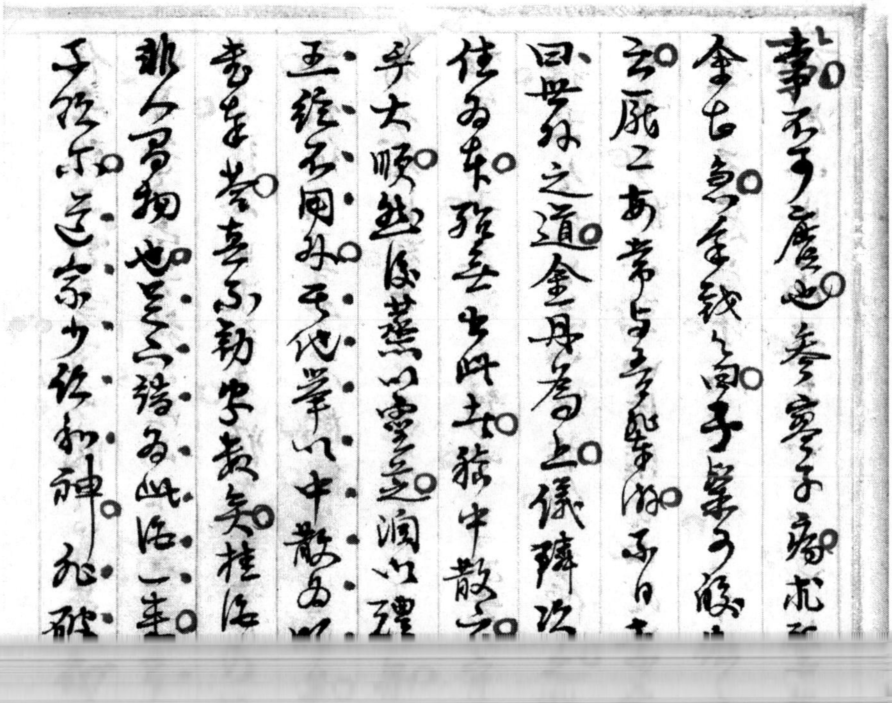

化去、殊不知言之可聞而畏乎、又毋可聞而畏乎、請先之以是經
也、毋先之而告辭、其法不云人也、親唇之語木能、而告精察之、則覺聲
生之緒。不用氣新者。唯在生聲之語。使其妙法。咽。喉。細。音。量。丹
頸。仍經用尋常而關。般。運。旋。流。令積久通徹。乃效也。若能真之道
易而氣旋轉。運至中道而氣旋轉。重生者、以其所聞而氣。日其前
在頤先。太子列之語也。與孔元稱云、以其意者以臍肚腑之意者
錢。寔之于上元以臍肚腑。上應之以言。中空而其所行。漏。上至
而其可。故不留。以溫潤而收。泥。溫。而。呼吸之法。獨。如。鉛。汞。以
念之不足。其法。既成。既得。以之常在此。腰不分上關。頂之氣
縱如不出而常。靜以見之。若能行十二時。今日守之極矣。

[illegible]

王拙軒寂與文伯起帖云、違承告墨、具悉勿藥有期、良用欣慰、汝我相去千里、為道力疾道路間、可量跟此腦疽作甚大、望服餌金石故耶。祖又常嬰此疾。傳之遺孫。自餘十年不意其又發。然理可療。當時付僮來也。某家藏秘方。自宋以來士大夫累取大效也。歲紀壬兄患腦背瘡者。余嘗用之。奇得手收之。如法隋合。謹封送去劑。及錄本方。併書檢入。

曾達臣敏行、患世之醫、皆高自許可。好奇可異人。因取古人湯劑已嘗試之者。述為驗方三卷。楚人程浩伯壯

養生論

世或有謂神仙可以學得不死可以力致者或云上壽百二十古今所同過此以往莫非夭妄者此皆兩失其情試粗論之夫神仙雖不目見然記籍所載前史所傳較而論之其必有矣似特受異氣稟之自然非積學所能致也至於導養得理以盡性命上獲千餘歲下可數百年可有之耳而世皆不精故莫能得之何以言之夫服藥求汗或有弗獲而愧情一集渙然流離終朝未飡則枵然思食[illegible]曾子銜哀七[illegible]夜分

而生。則低迷思寢。內懷殷憂。則達旦不瞑。勁刷理鬢髯。醇醴發顏。僅乃得之。壯士之赫然殊觀。植髮衝冠。由此言之。精神之於形骸。猶國之有君也。神躁於中。而形喪於外。猶君昏於上。國亂於下也。夫為稼於湯世。偏有一溉之功者。雖終歸於焦爛。必一溉者後枯。然則一溉之益。固不可誣也。而世常謂一怒不足以侵性。一哀不足以傷身。輕而肆之。是猶不識一溉之益。而望嘉穀於旱苗者也。是以君子知形恃神以立。神須形以存。悟生理之易失。知一過之害生。故脩性以保神。安心

以全身。愛憎不栖於情。[illegible]喜不留於意。[illegible]然無
感。而體氣和平。又呼吸[illegible]納。服食養身。使形
神相親。表裏俱濟[illegible]豆令人重。榆[illegible]令人瞑。
合歡蠲忿。萱草忘[illegible]愚智所知[illegible]薰辛
害目。豚魚不養。常世[illegible]識也。虱處頭[illegible]而黑。
麝食柏而香。頸處險[illegible]癭。齒居晉[illegible]黃。推
此而言。凡所食之氣。蒸[illegible]染身。莫不[illegible]應。故
神農曰。上藥養命。中[illegible]養性者。誠[illegible]知性命
之理。因輔養以通也。是[illegible]養生者。清虛[illegible]泰。少
私寡欲。知名位之傷[illegible]故忽而不營。非欲而

殭禁也。識厚味之害性。故弃而弗顧。非貪而後抑也。外物以累心不存。神氣以醇泊獨著。曠然無憂患。寂然無思慮。又守之以一。養之以和。和理日濟。同乎大順。然後蒸以靈芝。潤以醴泉。晞以朝陽。綏以五絃。無為自得。體妙心玄。忘歡而後樂足。遺生而後身存。若此以往。庶可与羨門比壽。王喬爭年。何為其無有哉。

東坡居士以桑榆之末景。憂患之餘生。而後學道。雖為達者所笑。然猶賢乎已也。以嵇叔夜養生論頗中予病。故手寫數本。其一以贈羅浮鄧道師。

东坡有續養生論尺牘中屢言之

紹聖二年四月八日書。

東坡先生數書嵇林夜[illegible]論。憂患之餘。[illegible]意於道
言如此。它日又曰。長生未能[illegible]且學長不死。洪[illegible]範妙
臺禪師。謂其多生般若種[illegible]深固。又匯於所[illegible]食生者
要以忠孝文章節義如不。[illegible]成佛。俱是探[illegible]取物
其〻識田中自田具兩家種[illegible]葉葵現。不學[illegible]能也。
辛亥脩禊日董其昌儗。

附錄鼎器歌

圍三五。寸一分。口四八。兩寸唇。[illegible]尺二。厚薄均。腹[illegible]三。坐垂
溫。陰在上。陽下奔。●首尾[illegible]闇文。始七十。終[illegible]三百六。

七者、火之成數、

善調勻。陰火白。黃芽鉛。兩七聚。輔翼人。贍理腦。宗尊元。子處中。得安存。來去游。不出门。漸成人。情性純。熟歸一。還本源。至一周。甚辛勤。密防護。莫迷昏。途路遠。復幽冥。若達此。會乾坤。刀圭靈。淨裸裸。樂道者。存其根。書五行。走鉄分。諦思之。不須論。深藏守。莫傳文。御白鶴兮駕飛鱗。游太玄兮謁元君。受天圖兮拜真人。

張文潛有寄子由餌茯苓詩云屑而為食可不飢功效在久非倉卒上侔金石無毒烈下比草木為纖嶢涓涓漱納白玉津銖以真元納之骨神仙自是人不知真為難求廢其術皆述子由語也

蘇子由服茯苓賦 并叙

余少而多病夏則脾不勝食[illegible]則肺不勝寒治[illegible]則病脾治脾則病肺平居服藥殆[illegible]復能愈年三十[illegible]二官于宛邱或憐而授之以道士服[illegible]法行之朞年二[illegible]良愈蓋自是始有意養生之說晚讀[illegible]朴子書言服氣[illegible]草木之藥皆不能致長生古神仙[illegible]人皆服金丹以為草木之性埋之則腐煮之則爛燒之[illegible]焦不能自生而況能生人乎余既汨沒世俗意金丹不[illegible]得也則試求之此[illegible]木之類寒暑不能移歲月不能敗者[illegible]松柏為然古書[illegible]松脂流入地下為茯苓茯苓又千歲則[illegible]琥珀雖非金石[illegible]其能自

俱空一字

宗也亦久矣于是求之名山質而論之考其脈絡而取其精華然可以固形養氣延年而却老者因為之賦以述之其詞曰

春而榮夏而茂憔悴乎風霜之前摧折乎冰雪之後閱寒暑以同化委萬壞而無朽蓋固百草之微細與衆木之所陋難復效骨革乎刀几盡性命乎枰血斷兔絕于倏頃破其形乎遊然皆受命淺薄與時变遷朝菌無日蟪蛄無年苟自救之不暇矧他人之是延乃取擷根莖之幺末似臭味以雲仙是猶託疲牛于千里駕鳴鳩而升天則亦卒勞于澗谷之底槁死于峯崖之巔斫棄榆以竊欵意神仙之不然者矣若夫南澗之杉拔地千丈皮厚犀兕以堅鐵石須暫不改蒼然獨立派青灑

於黃泉棄陰陽而固結象鳥獸[illegible]禱伏類鼈之道之門[illegible]虫外黝黑以鍊皺中漻白而絕窒上灌共[illegible]不犯下螻蟻之莫[illegible]經歷千歲化爲琥珀受雨露以彌堅與[illegible]而終畢於我[illegible]魄而定心志卻五味與穀粒返赤杍手上[illegible]以百歲爲一息彭[illegible]子孫髮方目神止氣定浮游自得然[illegible]天地之正御六[illegible]之辯以遊矣無窮矣又何求而得食

丐者趙生傳 蘇軾

生曰：吾知君好道而不得要，陽[illegible]陰不好，故肉[illegible]而浮，面赤面瘡。吾將教君挽水以溉百骸，[illegible]諸瘡可去，經歲[illegible]息，雖度世可也。生嘗告予：吾將與君挹[illegible]于此路而不至[illegible]曰：吾將與

君游于他所。度不於世。譬之戲偽神。鬼之敵。予曰先游何處。曰吾

嘗至泰山下。所見之世俗地獄。因君萬見此。始嘗不勘仕矣。予曰

何欺。生曰。彼多借與我。吏從遂分來與物耳。予問先生此至渡。

彼人亦甚敬。郁生曰。不然。吾所見微之不甚見也。因於曰此亦鄉

鄉之正道也。君於自養（養）。使氣與性俱全。修士人之修為。不學而能哉。

從為正也。予曰。善養氣。請從先生說。為之示予善性奈何。生果甚一

日遽問曰。君亦嘗夢乎。予曰。然。亦嘗夢見之乎。予曰。然。有夢也。

亦有夢復夢者之知乎。予曰。是不可常也。生笑曰。嘗問不善民性

今有夢覺之異。則性不全矣。予覺我異之。自此去生見將扶

鄉亦甚道之也。

抱一頌 并引

道士朱元經舊居光州彭城[illegible]年潼甫少年過[illegible]元經謁之。潼甫問所來事，求人人所[illegible]得，抗元經曰：更從月[illegible]當去之。後若干年，潼甫赴光州，改[illegible]，[illegible]黃白術。潼甫問之，元經不答，曰：吾有抱一法，君不問[illegible]，問此何用？潼甫來[illegible]向之，元經既去，潼甫為治後事。此元經書[illegible]潼甫之意也。余寓[illegible]中歲乎，召居顏所，潼甫之子[illegible]為[illegible]因來述書中[illegible]抱一頌：

生死猶道，[illegible]乃矍曇[illegible]法[illegible]真人告我，盡[illegible]念一，行一坐一，[illegible]食一，[illegible]氣念一，一[illegible]一[illegible]不[illegible]念一[illegible]吾子子[illegible]一[illegible]事[illegible]饑而念一[illegible]種渴而

念一〻念子孫寒而念一〻念子衰病而念一〻念子方困而念一〻念子其念一〻之念〻子念一念一〻之念念一爲一〻念一爲一入火不熱入水不溺是謂念一

張文潛粥記贈邠老云：張安定每晨起食粥一大椀，空腹胃虛，穀氣便作，所補不細，又極柔膩，與腸腑相得，最爲飲食之良。妙齊和尚說山中僧每將旦一粥，甚係利害，如或不食，則終日覺臟腑燥渴。蓋能暢胃氣，生津液也。今勸人每日食粥，以爲養生之要，必大笑。大抵養性命，求安樂，亦無深遠難知之事，正在寢食之間耳。

黄魯直龐安常傷寒論後[illegible]

龐安常自少時善醫方為人治之[illegible]處其生死多驗名[illegible]江淮諸醫然為氣任俠鬥雞走狗蹴鞠擊[illegible]少年豪縱事[illegible]所不為博奕音伎一工所難而兼能之家富[illegible]後房不出戶而所[illegible]得人之以醫聘之也皆多陳其所好以順[illegible]其意其來也病[illegible]如市其病已也君脫然不受謝而去之中[illegible]乃屏絕戲弄閉[illegible]讀書自神農黃帝經方扁鵲八十一難[illegible]甲乙葛洪所綜[illegible]百家之言無不貫穿其簡策紛錯黃[illegible]朽蠹先師或失其[illegible]學術淺陋私智穿鑿曲士或竄亂其文安[illegible]悉能辨論發揮[illegible]用以視疾如是而生如是而不治矣乎十[illegible]然人以病造不擇[illegible]貴賤貧

子瞻有答安常書
見前序未見

富。便齋曲房。調護以寒暑之宜。珍膳美饘。時節其飢飽之度。愛其老而慈其幼。如痛在已也。未嘗輕用人之疾。嘗試其所不知之方。蓋 輕財如糞土而樂義。急事如慈母而有常。似秦漢間循吏而不害人。如列國四公子而不爭利。所以能動而得意。起人之疾。不可縷數。他日過之。未嘗有倦色也。其所著論傷寒論。多得古人不言之意。其所師用。而得意於病家之陰陽虛實。今世所謂良醫。十不得其五也。余始欲掇其大要。論其精微。使士大夫稍知之。適有心腹之疾。未能卒業。然未嘗游其庭者。雖得吾說而不解。誠加意讀書。則過半矣。故特著其行事。以爲後序。云其前序海上道人諾爲之。故虛右以待。

張文潛錢甲醫錄序

余嘗愛太史公述倉公傳。爲記[illegible]齊侍御史成。齊[illegible]文王病。凡數十人。其察脈觀色所用藥[illegible]湯刺灸之法皆載[illegible]爲後法。所謂黃帝扁鵲書。今已不盡見[illegible]其遺法往往見于[illegible]世醫所宜劉心而學者也。尚何議焉。余[illegible]謫官齊安。鄰郡[illegible]春有厐安時者。高醫也。其于黃帝內外[illegible]說蓋深矣。余嘗[illegible]之游。喜問其說。而不能罄究也。然或何安[illegible]余爲誌其墓。因[illegible]其平生所嘗治疾。或奇詭變候。有人所[illegible]能者。使具其說與[illegible]用藥。凡載之墓誌之後。以爲後法。而其家[illegible]已既知。雖有所録[illegible]數十條。皆其倫敍。勉擇十條事載之。而[illegible]也。亦以爲恨也。近[illegible]所向居矣。

史記倉公傳受師同郡元里公乘陽慶又云菑川唐里公孫光善爲方使意往見慶

人錢甲以醫錄授予。以之欲然。蓋甲善以醫而無錄。其治疾之嘗效。言其察脉觀色之方。而往往著其藥物之劑。嗚呼。其用心可見矣。恨予不學醫。不能與君上下其論。顧無能之。用世之意而向焉。予將有以焉。或因公孫光以見陽慶之。

運氣論

宋　王炎晦叔

五運六氣之說不見於儒者[illegible]六經而見於醫家之素問夫素問先秦古書雖未必皆黃[illegible]岐伯之言然秦漢以前春秋戰國之際有如和緩秦越人[illegible]雖甚精於醫其察天地陰陽五行之用未能若是精密也[illegible]其言雖不盡于黃帝岐伯其旨亦必有所從受矣且寒暑[illegible]濕風火者天之陰陽三陰三陽上奉之木火土金水者地[illegible]陰陽生長化收藏下應之而五運行於其閒即五行之化[illegible]也天數中於五土居之地數中於六己居之戊己土也化[illegible]必以五六故甲己化土而居於其首土生金故乙庚次之[illegible]生水故丙辛次之水生木故丁壬次之木生火故戊癸次[illegible]此化氣之序也以之三陰三陽亦五行爾而火獨有二五[illegible]之妙理也故木王於東火王

於南金王於西水王於北而土王於四維戌附於戌而在乾已附於辰而在巽而未之對沖在丑故辰戌丑未寄王之位也未在西南其卦為坤其時為長夏以其處四時之中呂氏月令謂之中央土此土正王之位也春木生火秋金生水冬水生木而夏火制金生氣絕矣惟土王於西南從後以火生土以土生金四時之序循環不窮然火方王於午土遠王於未則火氣必耗故君火以名其氣溫而未熱相火以位與太陰同處未申之間奉君令以行暑氣於是火不耗而土不屈於金故丙盛則庚伏此火所以獨分右相之位也凡氣始於子子申相合命曰歲歷行歷四周而為一紀天以六為節故氣以六期為一備地以五為制故運以五歲為一周運統一歲於四時之表氣分六位於一歲之中風雨燥溼寒暑其應

有候其至有期然用以占焉[illegible]往不效非素問之[illegible]驗用其説者知常而不知變故也凡[illegible]理有常必有變[illegible]天地之運動往來消息盈虛可以逆其[illegible]然者常也若其[illegible]則無不至可知而不可以也常試即其[illegible]而言之五太之[illegible][illegible]是謂太過其至先時五少之運是為不[illegible]其至後時雖平[illegible]則不疾不徐其至[illegible]時其大要如此火[illegible]上臨少陰水運[illegible]臨太陽木運上臨厥陰金運上臨陽明[illegible]運上臨太陰謂[illegible]天符木運臨卯火運臨午金運臨酉水[illegible]臨子土運臨四[illegible]謂之歲會五太與在泉氣同謂之同天[illegible]五少與在泉氣[illegible]謂之同歲會著是者其氣和土運上身[illegible]陰謂之運刑天[illegible]是者其氣乖此皆五運之常也主氣各[illegible]一步厥陰主初[illegible]陰太陰次之少陽陽明又次之太陽主[illegible]大位不遷客氣[illegible]歲推移子

歲太陽之水為初丑歲厥陰之木為初迭相往來而少陽之為初氣乃在太陰之後半歲已前司天主之半歲已後在泉主之其大略如此若其清則有相得與不相得其位則有順有逆相得者木火相臨火土相臨之類也不相得有金木相臨水火相臨之類也父臨子則順不居少陽之位是已反此則畏水居金位斯逆矣君臨臣則順若火居少陽之位是已反此則相火居君之位斯逆矣此皆六氣之常也次論其變則有正有邪於是有變有勝有復有變有發有淫有承當時而行者正也非時而邪行者邪也當時而行其還則為變非時而行其至則為勝其救則為復折而不伸則為抑鬱而怒起則為發陵其所勝則為淫極而必返則為承假如太角之化為啟折而變為推拉太徵之化為暄燠而變為炎烈正化

之為變者然也少角木氣不[illegible]清勝而熱復少徵[illegible]氣不足
寒勝而雨復邪化之正復然[illegible]太甚而無陽鬱[illegible]火鬱熱
甚而無淒清是為金鬱抑而[illegible]伸者然也水鬱[illegible]則為冰
雹土鬱而發則為飄驟鬱而[illegible]起者然也風淫[illegible]勝則克太
陰熱淫所勝則亢陽明陵其[illegible]勝者然也相火之[illegible]水氣承
之濕土之下風氣承之極則[illegible]返者然也然推[illegible]變不應
普天悉皆大風炎烈之變不[illegible]溥海悉皆燔灼[illegible]亂之勝不
應宇宙無不明潔雨氣之復[illegible]應山澤無不蒸[illegible]鬱也發也
淫也承也其理皆然凡此者[illegible]應非有候其至[illegible]有期是以
可知而不可必也其應非有[illegible]則有不時而應[illegible]其至非
有時即有卒然而至者矣是[illegible]千里之遠其變[illegible]似者有之
百里之近其變不同者亦有[illegible]即其時當其處[illegible]其變而占

焉況則吉凶可知況素問所以論天地之氣化其將以觀其變而救民之疾也夫大而天地小而人之一身五行之氣皆在焉天地之氣有常無變則人亦和平而無災以地之氣變而失常則疾癘之所從出也是故木氣勝則肝以實病脾以虛病火氣勝則心以實病肺以虛病此醫者所能致察儒者不得其詳也至於官天地理陰陽順五行使冬無愆陽夏無伏陰春無淒風秋無苦雨和平之氣行於兩間國無水旱之災民無妖孽之疾此儒者所當致察醫家未必能知也素問亦豈言之矣五行之精是為五緯與歲氣相應古歲星有畏星以此察其行之逆順而占其吉凶然必曰德者福之過者罰之則是運氣運氣之和平而為休祥有德者召之也運氣之乖戾而為疾眚有過者致之也雖然其說略而未詳吾儒

之經則詳矣洪範九疇始於[illegible]行中於皇極終於五福六極聖人建極於上以順五行之[illegible]是以天下之民有五福而無六極有五福皆可以康寧矣[illegible]六極皆免於疾病焉此其道固有行乎運氣之外者是謂[illegible]順成周之際嘗見之由庚之詩作而陰陽得由其道華黍[illegible]詩作而四時不失其和由儀之詩作而萬物各得其宜此[illegible]皇極順五行使民有五福而無六極之驗也是故素問方[illegible]之書洪範則聖人經世之大法也知有素問不知有洪範[illegible]伎之流也知有洪範而不知有素問儒者何病焉

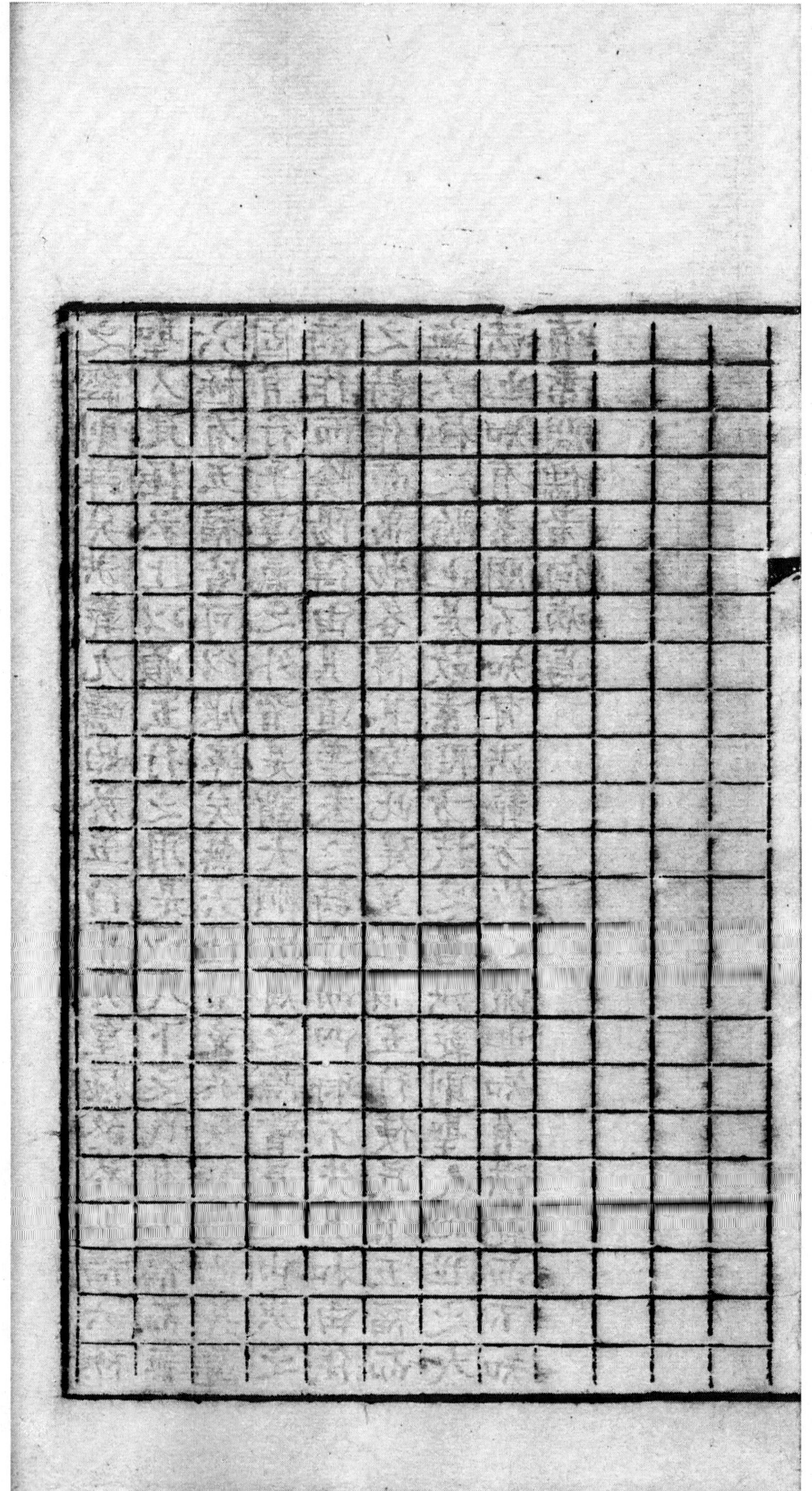

本草正經序

宋 王炎 晦叔

本草舊三卷藥三百六十有[illegible]種梁陶弘景附名醫別録亦三百六十有五種分七卷唐[illegible]慶中蘇恭增一[illegible][illegible]有四種國朝開寶中盧多遜重定增[illegible]三十有二種嘉祐[illegible]紫禹錫補註附一新補八十有二種[illegible]定十有七種合[illegible]千七十有六種分為二十有一卷新舊[illegible]并經之本文遂[illegible][illegible]摭舊輯為三卷序之曰衣有擘脉樽[illegible]玄酒樂有土鼓蕢[illegible]存古也存古者何不忘初也世莫古[illegible]上古人莫聖於三皇伏羲有易神農有本草黄帝有素問[illegible]書醫在後世為方技古則聖人濟天下之仁術也古書行[illegible]火於秦易以卜筮存本草以方技存其天乎西漢去古未[illegible]班固藝文志序[illegible]四種三十有六家獨棄本草不録淮南[illegible]安曰神農嘗百草滋味一日

過七十毒醫方始興樓緩少誦醫經本草方術數十萬言平帝元始五年舉天下通醫術者吏為駕軺傳遣詣京師時重本草如此固不可録何也梁七録始載神農本草一卷或者謂初未著文字師學相傳謂之本草頗疑其不然予考其書論藥性温凉味甘苦多異殆古人所附益非本文古之人能謹起居薄滋味寡嗜慾故受病少醫又神聖則用藥三百六十五種有餘矣後之人不能攝生風濕寒暑侵其肌膚勞苦無極斲其筋骨飲啖無度傷其腸胃嗜慾無已竭其精髓故受病多醫又工非和緩巧非扁鵲倉公故用藥一千七十有六種而猶若不足是以删取本文三篇以存古又以儆庸醫和緩已遠扁倉不生藥視古三倍庸醫借此射利卑而中懷臂有矜色不中病者死醫蓋自如與操刃殺人者相去幾何噫

初虞世人姓名北宋人字和甫

痓病筋勁強也有剛痓有柔痓

遺太醫張子和書

金 趙秉文

夫天有六氣以生寒暑燥濕風[illegible]故醫家欲治寒[illegible]以熱藥欲治熱必以寒藥二者則不可[illegible]偏廢往時吳楚[illegible]人喜溫藥初虞世論之詳矣本朝大定[illegible]河間劉守真號[illegible]素問多用涼藥以矯一時之弊施之[illegible][illegible]粱之族飲食厚[illegible]腠理密顧得其效而昧者用之至以[illegible][illegible]者多矣如太醫[illegible]子和其人其術亦有是多者子和嘗以[illegible]附子七枚以糖[illegible]餅餌而食之佐以古人蒸熨之法以起[illegible]痊病用意健矣[illegible]者以為喜用涼藥未必然也然醫者人[illegible]司命不可不慎[illegible]醫說以遺之

宋張杲著醫說不知即此[illegible]遙耶

任子山壙銘

義川云既若[illegible]論則子山之事[illegible]詳

子嘗怪太史公傳扁鵲倉公[illegible]事并載其治法[illegible]詳如此

而王公大夫人功業無聞者累而不及一言何也既而歎曰此
後世作史冗長無法徒為紛紛而太史之書言簡而事核獨
為良史之法者也有一人之人有百人千万之一人有百世
一人有千万世之一人之二人亘千百世千万人之人者非
耶可以其方伎無使聞也哉漢書不傳張仲景唐書不傳王
砯識者尚有遺恨其偶遺之耶抑削而不錄之耶將其遺書
傳于後世徒其書併亡則治人之功亦乃闕而此予所以銘
公而不辞也公諱履真号山其字也以醫聞許州長葛人銘
曰

不緇而僧不冠而儒不顧以醫鳴不求贏餘其四
休居士之徒歟

此二篇從何義門校本閒閒老人滏水文集錄出并錄評語

祁忠毅傳　　金趙秉文

公諱宰○字彥輔○江淮人○宋李[illegible]醫術補官○至[illegible][illegible]汴得

之○後隸太醫○海陵朝○積遷通[illegible]大夫大醫使○有[illegible]數被

恩遇○欲自效○會後宮有疾○召[illegible]診視○既入見○即上言諫

南伐○其畧言國朝之初○祖宗[illegible]有道伐無道○曾不十年○有宗

蕩遼戡宋○當此之時○上有武[illegible]文烈英武之君○[illegible]下有宗

翰宗雄威謀之臣○然猶不能[illegible]一區宇○舉江淮[illegible]巴蜀之

地○以遺宋人○況今謀臣猛將○[illegible]于曩時○且宋人[illegible]無罪○師

出無名○加以大起徭役○前營[illegible]都○民臣罷困○鄉[illegible]功未幾○

復建南京○繕治甲兵○調發連[illegible]賦役煩重○民[illegible]怨嗟○此

人事不修也○間者晝星見于牛斗○熒惑伏于翼軫○已歲自刑○害氣在揚州○太白未出○進兵者敗○此天時不順也○舟師水涸○舳艫不繼○而江湖島渚之間○吾雖有士馬之衆○恐無所施○是地利不便也○言甚激切○海陵倡命戮之于市○籍其家產○天下哀之○强兵以逞誅戮諫臣○因天所以開聖人也○越明年○世宗即位于遼東○四年○詔贈公資德○復其田產○泰和初○詔定大臣謚○尚書省椽李秉鈞上言○事有宜緩而急○若輕而重者○名教是也○伏見故贈資德祁宰○以忠言被誅○至今天下慕義之士○盡傷厥心○是以世宗即位○首贈以官○陛下仍録用其子○甚大忠也○雖

武王封比干之墓○孔子譽夷[illegible]之仁○何以異此○[illegible]有司
拘文○以職非二品○不在議謚[illegible]列○臣竊疑之○若職至三
品○方得請謚○當時居高官食[illegible]祿者○不為無人○[illegible]畏罪
澳溷○曾不敢申一喙○畫一策○[illegible]為社稷計○卒使[illegible]名死
節之士○顧出于醫卜之流○亦[illegible]愧矣○臣謂非常[illegible]人○當
以非常之禮待之○乞詔有司○[illegible]賜謚以旌其忠○[illegible]亦助
名教之一端也○制曰可○下太[illegible]謚曰忠毅○醫師[illegible]職○視
疾疾○謹藥石○以決死生○可也○[illegible]于諫諍輔咈○不[illegible]則繼
之以死○此公卿大臣之所難[illegible]而公以一身易天下之
患○功雖不成○亦志士仁人之[illegible]心○噫○非烈丈夫[illegible]克臻

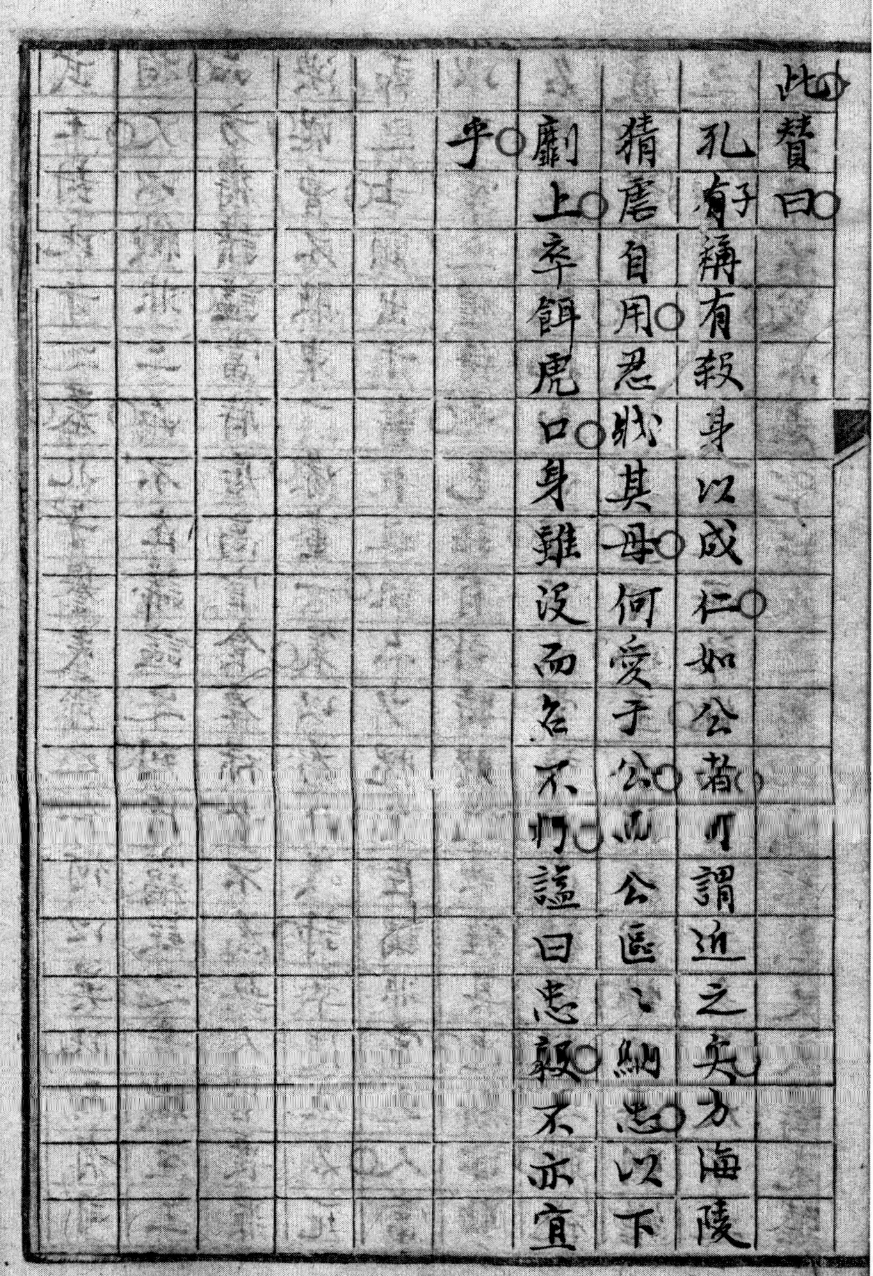

此。贊曰。

孔子有稱有殺身以成仁。如公者。可謂近之矣。方海陵猜虐自用。君戕其母。何受于公。而公區區納忠。以下劉上。卒餌虎口。身雖沒而名不朽。諡曰忠毅。不亦宜乎。

鈞脚氣也　鈞當作均

序

元　劉因　靜脩

近世醫有易州張氏學於其書無所不致然自[illegible]而下則惟以張機王叔和孫思邈錢乙得其傳其用藥[illegible]本七方十劑而操縱之其為法自非暴必先以養胃氣[illegible]本而不治病也識者以為近古而東垣明之則得張氏[illegible]學者而其論著治驗略見遺山集中鎮羅謙甫嘗從之[illegible]一日遇予言先師嘗教予曰夫古雖古而方則有所宜[illegible]也鈞脚氣也而有南北之異南多下濕而其痙則經之所[illegible]冰清濕而濕從下受者也孫氏知其然其方施之南人[illegible]多愈若夫北地高寒而人亦病是則以謂飲發於中跗[illegible]下與穀入多而氣少濕居下者也我其然故我方之[illegible]於北猶孫方之施於南也予為我分[illegible]證而類之則廢[illegible]方之所

皇甫謐有甲乙經陶
宏景有朱墨本草

自出矣予自承命凡三脫槀而先師■毀之研磨訂定三年而後成名曰內經類編敢望吾子序之內經十六卷素問外九卷不經見且勿論姑以素問言之則程邵兩夫子皆以為戰國書矣然自甲乙以來則又非戰國之舊矣自宋墨以來則又非甲乙之舊矣而今之所傳則又非戰國[illegible]諸作之舊矣苟不於其所謂全書者觀其文而察其理焉則未有識其真是而貫通之者今先生之為此也以特令學者之熟於此而後會於彼焉爾苟為不然則不若以事古方者之為愈也羅亦以為然予聞李死今三十年羅祠而事之如平生薄俗中而能若是是可序

內經類篇序

元 劉因 靜脩

近世醫有易州張氏學於其[illegible][illegible]無所不攷然有[illegible]而下則推以張機王叔和孫思邈錢[illegible][illegible]得其傳其用藥[illegible]本七方十劑而操縱之其為法自非[illegible][illegible]必先以養胃氣[illegible]本而不治病也識者以為近古而東[illegible][illegible]明之則得張氏[illegible]學者而其論著治驗略見遺山集中[illegible][illegible]羅謙甫嘗從之[illegible]一日過予言先師嘗教予曰夫古雖[illegible][illegible]而方則有所自[illegible]也鈞腳氣也而有南北之異南多下[illegible][illegible]其瘞則經之所[illegible]水清濕而濕從下受者也孫氏知其[illegible][illegible]其方施之南人[illegible]多愈若夫北地高寒而人亦病是則[illegible][illegible]謂飲發於中跗[illegible]乎下與穀入多而氣少濕居下者也[illegible][illegible]其然故我方之[illegible]於北猶孫方之施於南也予為我分[illegible][illegible]證而類之則[illegible][illegible]方之所

皇甫謐有甲乙經陶宏景有朱墨本草

自出矣予自承命凡三脫稾而先師一毀之研磨討定三年而後成名曰内經類編敢望吾子序大内經十六卷素問外九卷不經見且勿論姑以素問言之則程邵兩夫子皆以為戰國書矣然自甲乙以來則又非戰國之舊矣自朱墨以來則又非甲乙之舊矣而今之所傳則又非戰國朱墨[illegible]作之舊矣苟不於其所謂全書者觀其文而察其理焉則未有識其真是而貫通之者今先生之為此也殆特令學者之熟於此而後會於彼焉爾苟為不然則不若從事古方者之為愈也羅亦以為然予聞李死今三十年羅相而事之如平生薄俗中而能若是是可序

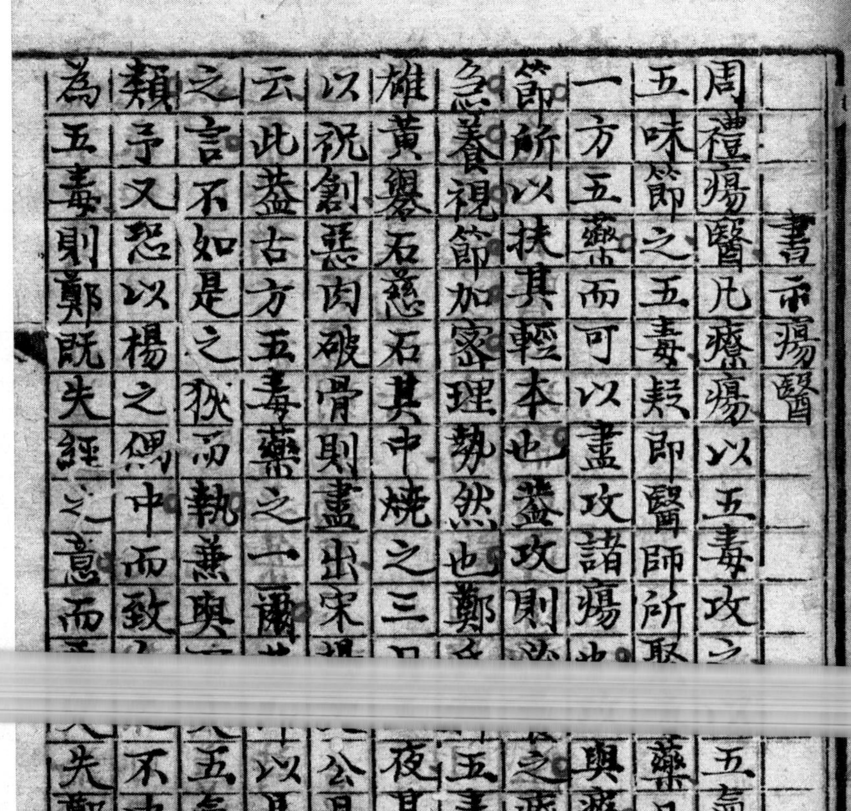

書示瘍醫

劉因

周禮瘍醫凡療瘍以五毒攻之[illegible]五氣養之以五[illegible]療之以五味節之五毒鼓即醫師所聚[illegible]藥凡五藥之有[illegible]者非謂一方五藥而可以盡攻諸瘍[illegible][illegible]與療所以去其[illegible]也養與節所以扶其輕本也蓋攻則[illegible][illegible]之療則必節之[illegible]視療加急養視節加密理勢然也鄭[illegible][illegible]五毒以黃堥置[illegible]膽丹砂雄黃礜石慈石其中燒之三日[illegible]夜其烟上著以[illegible]羽取之以祝劘惡肉破骨則盡出宋楊[illegible]公見楊嵎驗之[illegible]如鄭所云此蓋古方五毒藥之一爾若[illegible]以是為五毒則[illegible]惟聖人之言不如是之狹而執兼與[illegible][illegible]五氣五藥五味[illegible]言亦不類予又恐以楊之偶中而致[illegible][illegible]不中也賈氏疏[illegible]以五藥為五毒則鄭既失經之意而[illegible][illegible]失鄭之意也東[illegible]嘗論學

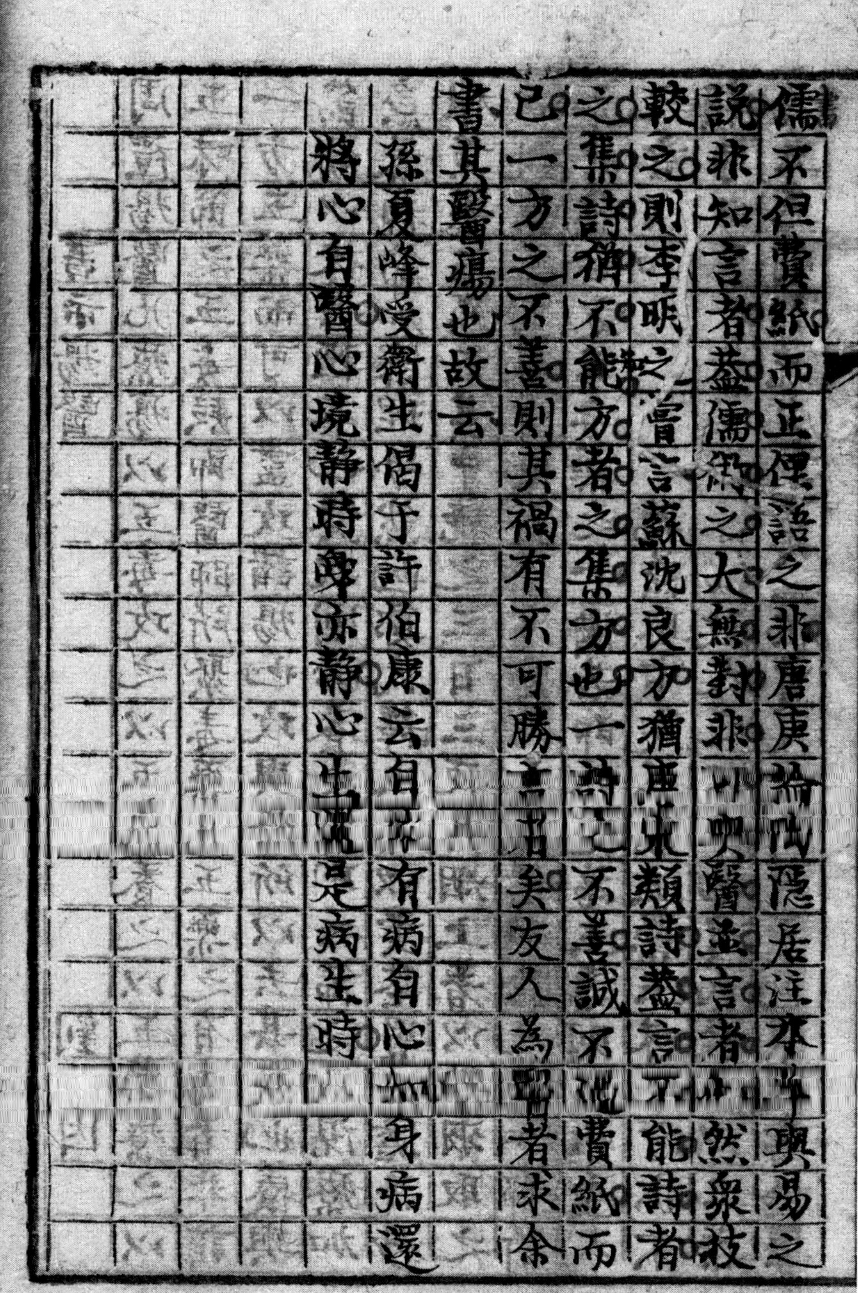

儒不但費紙而正俚語之非唐庚爲陶隱居注本草與易之說非知言者蓋儒術之大無對非以吾醫並言者亦然衆校較之則李旼之嘗言蘇沈良方猶齋東類詩叢言不能詩者之集詩猶不能方者之集方也一詩之不善誠不過費紙而已一方之不善則其禍有不可勝言者矣友人爲醫者求余書其醫寓也故云

孫夏峰受衛生偈于許伯康云自家有病自心知身病還將心自醫心境靜時身亦靜心生還是病生時

劉靜脩讀藥書漫記

天生此一人而一世事固能辦也。[illegible]亦足乎已而無[illegible]待於外也。嶺南多毒而有金蛇白藥[illegible]治毒。湖南多氣[illegible]而有薑橘茱萸以治氣。魚鼈螺蜆治[illegible]氣而生於水。麝[illegible]香羚羊治石毒而生於山。蓋不能有[illegible]勝之（彼）氣則不能[illegible]生於其氣之中。而物之與是氣俱生[illegible]人固必使有用於[illegible]是氣也。猶朱子謂天將降亂必生弭[illegible]之人以擬其後。[illegible]觀之。世固無無用之人。人固無不可[illegible]之世也。

楊誠父瑀山居新話一則

士大夫因其聞見之癖。各有[illegible]偏。致有服丹砂[illegible]者有服涼劑者服丹砂者為害固不待言。余以目擊服涼劑者言之。友人柯敬中、陳雲嶠、甘允從三人皆服防風通聖散。每日須進一服以為常。一日皆無病而卒。豈非涼藥過多。銷鑠元氣殆盡。急無所救者歟。可不戒之。老學庵筆記、載石藏用名用之、高醫也。嘗言今人稟受怯薄。故案古方用藥多不能愈病。非獨人也。金石草木之藥。亦皆比古力弱。非倍用之不能取效。故藏用喜用熱藥。得謗至有藏用擔頭三斗火之語。或畏其性晁之道。悅其說。故多服丹藥。然亦不為害。後因伏石上書丹。為石冷所逼。得陰毒傷寒而死。蓋因丹氣熱毒所攻。終為所服丹藥過多故也。視過服涼劑者。亦由是歟。局方解毒丸即王氏博濟方中之保靈丹。見鐵圍山叢談卷六。

許平仲與楊元甫論梁寬[illegible]病證書

梁寬甫證候。右脇肺部也。嗽而[illegible]血。舉動喘促者。[illegible]胗也。發熱脈數不能食者。火來刑金。肺[illegible]脾俱虛也。肺與[illegible]俱虛而火乘之。其病為逆。如此者例不[illegible]瀉。蓋補金則虛[illegible]金與火持。而喘咳益增。瀉火則虛火不[illegible]而瘡瘍反甚。[illegible]宜補中益氣湯。先扶元氣。少以治病[illegible]加之。聞已用此[illegible]而不獲效。意必病勢苦逆。而藥力未[illegible]當與寬甫熟[illegible]遠期秋涼。庶就平復。蓋肺病惡春夏[illegible]氣。至秋冬則[illegible]也。宜於益氣湯中。隨四時陰陽升降[illegible]溫涼寒熱。及[illegible]增損服之。升降浮沉則順之。溫治寒熱則反之。順其理。和其氣。為治之大方也。或[illegible]元氣壅間服加減[illegible]术丸。或有飲間服局方枳朮以救月後庶逆[illegible]少回逆氣回則治法可施但恐今日已至色青色赤及脉弦脉洪則無及矣近世論醫有主河間劉氏者有主易州張氏者張氏用藥依準四時陰陽升降而增損之正內經四氣調神之義醫而不知此妄行也劉氏用藥務在推陳致新不使少有怫鬱正造化新新不停之義醫而不知此無術也然而主張氏者或未盡張氏之妙則瞑眩之劑終莫敢投至失幾後時而不救者多矣主劉氏者或未悉劉氏之蘊則劫效目前陰損正氣遺禍於後日者多矣能用二家之長而無二家之弊則治庶幾乎寬甫病[illegible]初感必深所傷物當時消導不盡停滯淹延變生他證以至於今恐亦宜做劉氏

推陳致新之意。少加消導之藥于[illegible]氣湯中。庶有漸緩[illegible]期也。鄙見如此。未敢以為必然。雖吾才[illegible]元甫子蓋共商論之。

予仲吳氏傷寒辨疑論序云。[illegible]國醫吳敏脩著[illegible]寒辨疑論。實得仲景傷寒之要。先[illegible]擣子璋。亂後獨有[illegible]書。堅嘗幸得而詳讀之。概見先生醫學[illegible]造之妙。嘗謂醫[illegible]有仲景。猶儒書有六經也。必有見于此。然後[illegible]与議醫。然其文[illegible]義隱。學者讀之。茫乎不可涯涘。今是書[illegible]刊疑以類括藥證[illegible]發先賢之未發。悟後人之未悟。雖以[illegible]者。一覽且有開[illegible]茅門葉醫者。語是説而推之。則所謂[illegible]不可涯涘者。如[illegible]矣。目豁辨者。豈徒云。又与[illegible]仲[illegible]論[illegible]承誨。簡約適日[illegible]啟尚未全愈。可勝憂想。無涯。而因治肺疾。此須從升降浮沉多加時藥。少加治藥。以待秋涼。雖旦暮未有所效。而他日才長也。蓋漸有生發。則神秘湯等。可以服從。驗於理也。嘗與遇邑論之。甚不可以迂濶淺近。不之信也。未知先生以為如何。

魯齋論醫精到如此。儒者固不可測也。文和甚確當。

羅天益衛生寶鑑云：至元戊寅之五月間。霖淫積雨不止。魯齋許平仲先生。時年五十有八。面目肢體浮腫。大便溏多。腹脹腸鳴。時痛。飲食減少。命予治之。脈得弦細而緩。先生曰：年壯時多曾服牽牛大黃藥。面目四肢時有浮腫。今因陰雨。故大發。予曰：營運之氣。出自中焦。中焦者胃也。胃氣弱不能布散水穀之氣。榮養臟腑經絡皮毛。氣行而濇為浮腫。大便溏多。而腹脹腸鳴。皆濕氣勝也。四肢五臟皆以胃氣為本。五臟有胃氣。則和平而身安。若胃氣虛弱。不能運動。滋養五臟。則五臟脈不和平。本臟之氣盛者。其脈獨見。輕則病甚。過則死。故經曰：真藏之脈見者。胃氣不至而死。先生之疾幸而未至于此者。以調攝之有方也。服牽牛大黃。為之攻下。瀉之太過。亦為絕胃之害也。遂用平胃散。加白术、茯苓、草豆蔻仁。數服而腹脹溏瀉腸鳴時痛皆愈。飲食進。止有肢體浮腫。以導滯通經湯主之良愈。

潔古老人注難經序

元　王[illegible]惲

醫之有難素猶六經之有春秋[illegible]也書雖盡言言[illegible]極意神而化之存乎其人潔古張先生[illegible]師之大學也以[illegible]書注釋雖博未免有仁智殊見體用不[illegible]之間於是研思[illegible]神探索玄奧發遺意於太素之初出妙[illegible]於諸家之表使[illegible]用一源得失兩判復隨其應證附以禁[illegible]方論述經解廿[illegible]卷先生高弟東垣老人以其書授羅君[illegible]甫兵後文多墜[illegible]及得田氏口傳易水遺旨百餘條葺補[illegible]濡遂為完書于[illegible]觀其旨要顧天下之事未有不極其理[illegible]能臻於妙者矧[illegible]術精微主司萬命準其至精非一世之[illegible]能備惟其至微[illegible]一賢之所能窮故軒岐開天如大易之[illegible]其卦越人撮要[illegible]三傳之贊其經追潔古講解[illegible]分之美[illegible]注之能事畢矣[illegible]生民之

命脈醫學之淵會也嗚呼醫固難事學即能至至於提挈造化會歸一身如秦扁闚五藏而洞癥結察形聲而所死生推原本自心融手隱岀收神聖康濟之秘要以理明學博精詣其極有不期然而然者其功用之實以在是書學者宜盡心焉而太史公稱扁之術得於餌桑君之藥飲上池之水特以診視爲名恐未之思耳讓甫將板行以壽其傳求冠諸篇端予嘉其學術及物之外能光昭師道如是可謂知本也已先生諱元素易水人潔古其自號云丕元十七年歲次庚辰中伏日序

醫書集成序

虞集

醫之治人疾病也砭焫以鑽灼[illegible]肌膚酷毒以攻[illegible]其腑藏非有順適之快甘和之美而不[illegible]千金重幣以求其備已者而甘心焉誠以其疾苦之加死[illegible]之至有甚於醫[illegible]所用故也故曰不得已而用之猶國家[illegible]用刑與兵也聖[illegible]之為治豈忍使殘忍之徒以劓刖而加[illegible]肉血之軀使勇[illegible]之夫操殺人之器而跳梁擊刺以為功[illegible]固將以禁奸慝[illegible][illegible]亂以安良善而致治平云爾是以兵[illegible]兵書刑有刑書[illegible]而叔向不滿於子產趙括一戰而亡君[illegible]誠以執書而不[illegible]用其害有不可勝言者也醫之為書古[illegible]聖神之言而僅[illegible]於今者素問難靈樞甲乙之類而已古[illegible]奇奧世遠不無[illegible]鑿難解者多矣張長沙之書[illegible][illegible]重之[illegible]列於經後世之[illegible]者衆若

成無己之不謬於旨要者或寡矣千餘年後繼而作者其河間劉守真乎而其言亦古奧世俗淺陋非儒家深於文字者亦未易以盡通也寔寔數千百年天下萬方之國生齒之繁何可數計而傳其學者又如此則醫之為道人之為生不亦殆乎且以近世論之士之生于東南者氣質柔弱腠理淺踈魚肉菜果粳糯之食短味而少力土薄水淺炎蒸濕沮易以中襲故其人多畏忌而慎攻伐是以醫者之用藥每尚溫平至於疑似之間依稀以嘗試雖其謬以均為殺人然謹慎循持猶可以漸理故說者曰得其道者為治病悞于前失者又須治藥病雖已失所幸其藥勢之緩則或可為也中原至于北方風氣堅勁稟受雄壯飲食充厚肌體嚴密大寒大實之疾常常有之為河間之學而得其傳者診脉察證真知邪之

所在一決而去之可謂快意而[illegible]神者矣而其將[illegible]理有潔古老人用藥至詳實嘗以固根[illegible]為重非惟法當[illegible]然而亦可以救當時一偏之弊矣我國[illegible]混一海宇地氣[illegible]流無有閒隔然而東南之民柔脆如故[illegible]富完安樂之久[illegible]養之厚欲樂之縱則中州北方之人不[illegible]昔者亦有之矣[illegible]世乃有勤用其法以自誇不足以深知[illegible]若之旨而究其[illegible]一切從事於苦寒疏利之劑抵掌扼腕[illegible]為神術今夫殺[illegible]者死傷人抵罪有國者莫之能易也若[illegible]人者操殺人之[illegible][illegible]頃刻之間而莫之禁亦獨何心也哉[illegible]非書之罪也譬[illegible]治平之世或草竊生乎其間為政者或[illegible]天之力治之而[illegible]餘或千人之衆討之而可定的知賊之[illegible]在而用我兵焉[illegible]賊除而國安矣今也雖有小惡而遽出[illegible]兵以討之初莫[illegible]賊之所

在予是元氣傷而本勢虛雖微賊反可以成其勢而相殲者有之矣賊雖去而本勢隨之以盡者亦有之矣嘗有及吾門者謂嘗治某人之疾蓋用大黄朴硝[illegible]斤煮以大酒數斗而飲之一夕疾良已又如是者飲之數日疾乃已予斥之曰古人服重劑疾去止後服且分兩少亍今日權衡多矣雖牛馬豈能飲如此湯劑乎予後迹其所治者皆死古之人一汗而之速猶恐促其年若用藥如斯人者[illegible]恐可勝誅哉予閒居病此久矣而未有發予之論者會稽[illegible]士費無隱米山中退然有不自足之意惻然有憫世之深[illegible]自脩缺然而懼無以及人也故亦好醫焉嘗問其所為學則曰臨川之金谿有三十六峯者古仙真人之所游也其下有鄧君文彪者不樂居家而好脩真之事嘗去鄉里遠吳越之交有聞其風者築室

亦東醫寶鑑外形篇例也

山水之勝以留之其徒若挽之[illegible]逐其鄉暇日盡[illegible]古醫經彙而別之三十有餘卷命之曰[illegible]書集成數十年[illegible]後成攟拾離合該博參互其用心亦勤[illegible]鄭君憂醫學之[illegible]傳而人生之不遂蓋同於予心也修書[illegible]事無隱亦與聞[illegible]鄭君字謙伯號無為子書成而化去無[illegible]治其喪如禮又[illegible]紀其家獨寶其書以傳示諸公閒南行[illegible]史臺侍御史張[illegible]起巖見而悅之曰子宜得虞伯生之序[illegible]富助予刊行矣[illegible]數年始能來為予道之嗟夫昔之為方[illegible]者先列其經絡[illegible]見其病之所在隨而見其治之之方其[illegible]又有內因外因[illegible]內外因之目而條列之所言病者無遺[illegible]矣茲書也乃自[illegible]至踵分列百骸而以病係之觀其病之[illegible]見輕重大小無[illegible]盡在即其條而後觀其受病之經所因[illegible]啟一經一緯可[illegible]互見亦

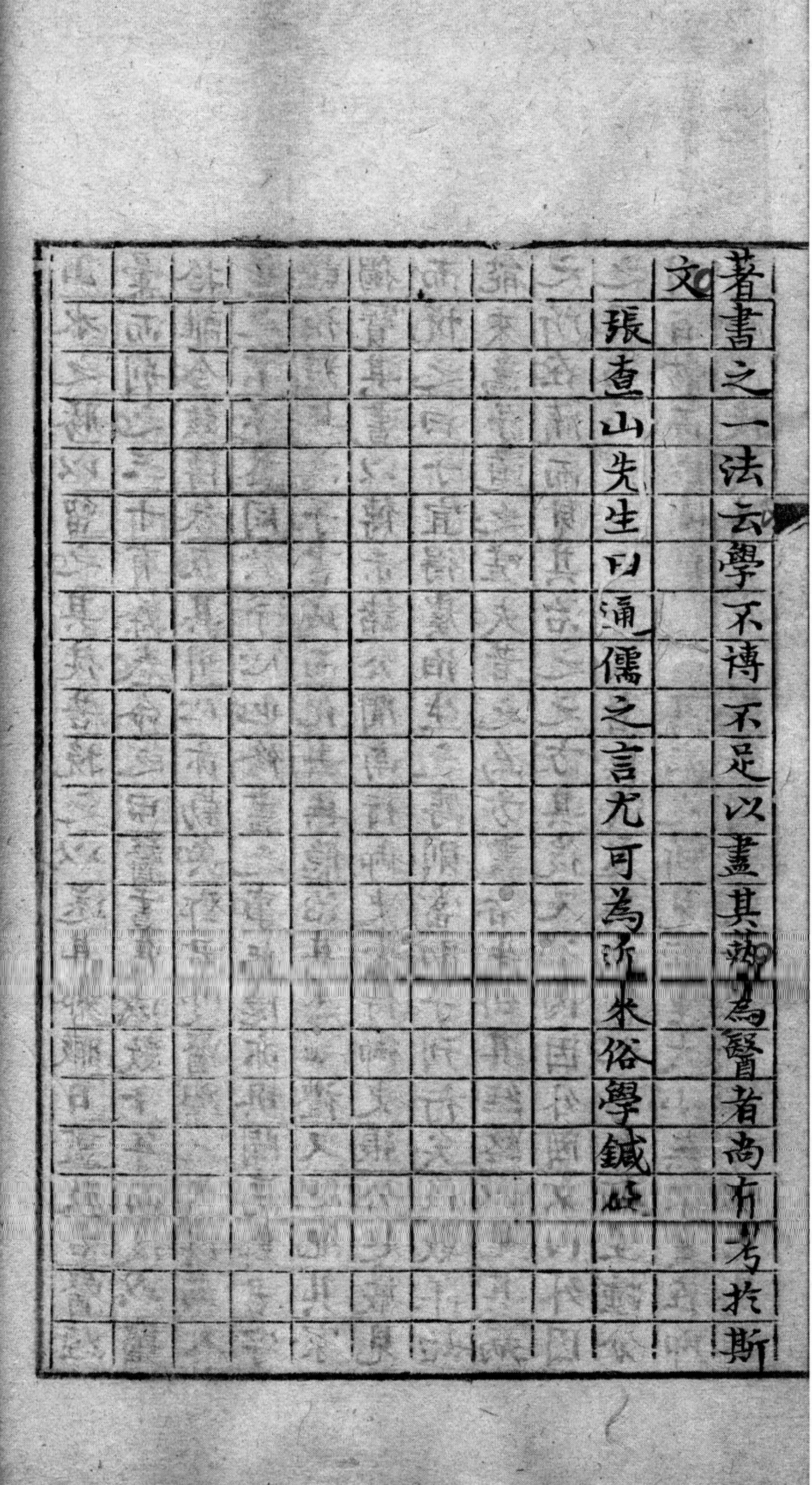

著書之一法云學不博不足以盡其蘊為醫者尚有考於斯文

張查山先生曰通儒之言尤可為近來俗學鍼砭

答侍御王子沂書

薛瑄

瑄頓首復書侍御子沂足下重[illegible]至得八月初一[illegible]手書備知縣中不佳第以遠道不得即[illegible]奉問為愧承諭[illegible]醫一節沅州衛有一老醫頗練方書掾[illegible]頗有效者已有[illegible]收拾藥劑與同來人起程前去到日伏[illegible]高明指示商度[illegible]藥勿責近功徐圖其效為妙僕又念韓[illegible]有曰將息之道[illegible]先理其心又願養之要節喜怒最急蓋[illegible]體虛則內有主[illegible]外邪自不能入喜怒節則氣和平而內[illegible]自不能生伏惟[illegible]下老成明理之士此皆了然胸中而行[illegible]熟者固不待僕[illegible]煩言但區區懇愛引領矣加意焉凡百[illegible]默動作起居飲[illegible]皆當寬坦其心調節其氣勿使思慮喜[illegible]與疾氣交戰並[illegible]則小小之恙可不藥而減矣不然藥劑[illegible]良而氣稍失和[illegible]凝冰焦

火恐未易收效也恃在眷私故敢冒陳其狂言惟加察納幸甚蹐再拜

與李都御史書

近日江安驛丞持梨果自山中來又承垂問感德愈深恭審足下體中亦小不佳想行即平豫大抵山中林嵐蓊鬱無所發洩其氣最能侵人日來殘暑蒸熱亦能為癘足下體中不佳豈以是二者邪不然或積勞軍旅之事所致也但少多與名醫往來頗諳醫道大抵感冒之疾三日之前只宜用辛涼之藥發散三日之後宜和解有內證可下則下之切不可用乾薑附子諸性熱之藥若服熱藥則病勢必增蓋感冒始終只是熱病也俗醫不知此理謂在表為陽為熱在裏為陰為寒失之遠矣外此即是雜病有方可療亦宜慎擇其藥性之

此篇應入儒先格語

良者用之以足下之高明必[illegible]……于此固不待瑄[illegible]……讀言然私意亦欲少致懇耳又朱子與……子耕書曰凡病[illegible]……一切事放下專以存心養氣為務跏趺……坐目視鼻端注……臍腹之下久自溫暖即漸見功效矣此……調攝之一端也……疾雖平復尚未任勞相去數程未得趣……為愧良多茲遣……人以代申間之敬尚冀為國自重不具

荅閻禹錫書

瑄再拜書復廣文先生禹錫足……自來金陵未及……年三辱手書示問重敘河汾之會以及……之出處藹然忠[illegible]……之意溢于言辭為荷不淺但前後所推……者皆不敢當瑄[illegible]……世俗之學中年稍知理趣而卒有所未……亦僅置于心而[illegible]……忘耳承喻所學之正進脩之篤敬羨敬……而別紙所錄釋[illegible]……賦多用

騷意竊惟古人為己之學于人之知不知與夫毀譽之言皆不足以動心若此賦之詞似有激發不平之意得不為此心虛明之累乎所望一切除去此意日求吾所未至欲反身誠而樂莫大則彼毀譽之言烏足以動吾心哉第二書又謂學徒告以微妙茫然若夏虫之疑氷是[illegible]然也夫以子貢之高識猶僅見悟性天道于晚年況他乎惟程子終身不以太極圖示人者正謂是耳故教人之法最宜謹其先後深淺之序若不量所至驟語以高妙不止不能入彼將輕此理為不足信矣其他書辭不能盡荅惟所學之工進脩之篤他日所就殆未可量固非老拙日退者之可望也所求文獻通考叢槀二書叢槀所未見通考家故有之博而不約殆非理學之所急良輔亦有二書見寄尚未奉荅茲因鄉人薛生之便率此奉復尚冀心照不宣

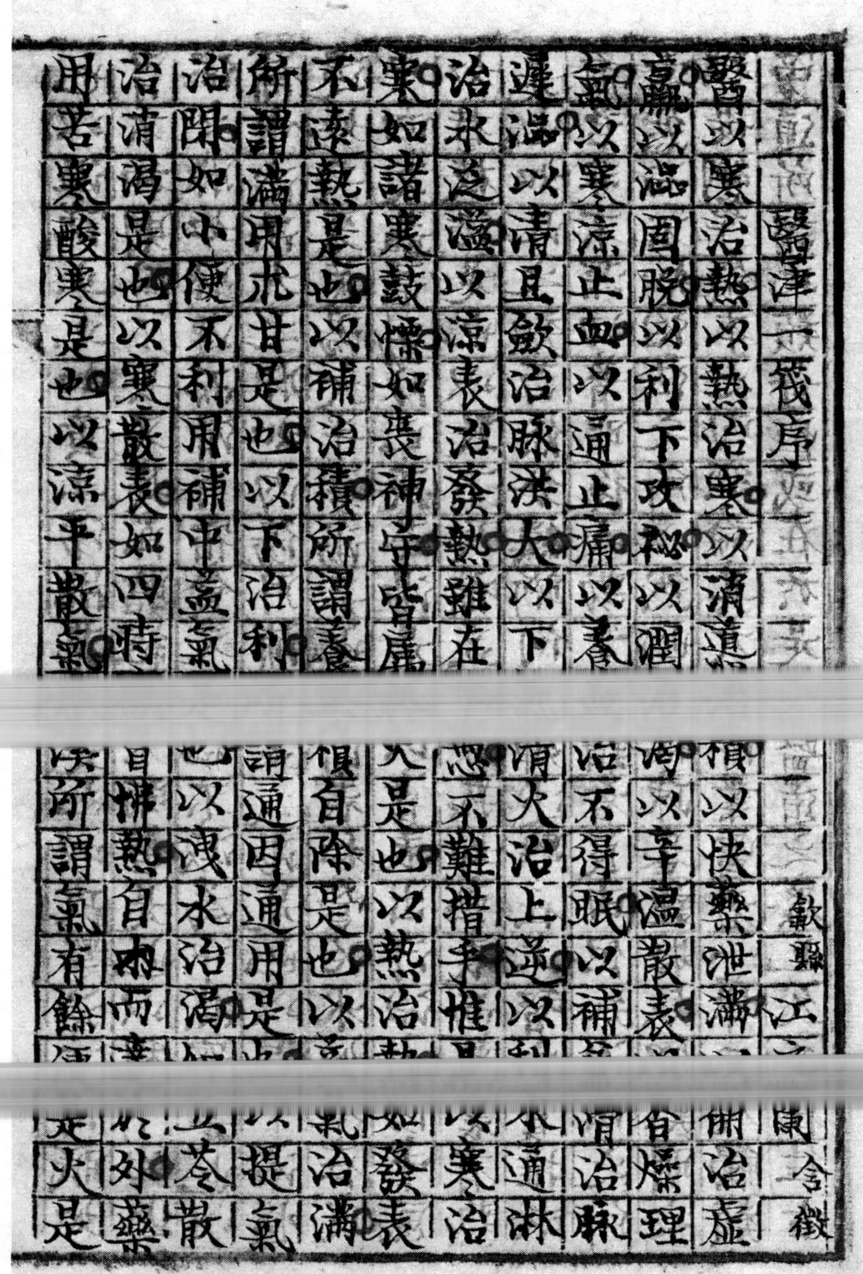

醫津一筏序　歙縣江之蘭含微

醫以寒治熱，以熱治寒。以清遺[illegible]積，以快藥泄滿[illegible]以補治虛；

羸以澀固脫，以利下攻秘，以潤[illegible]瀉，以辛溫散表[illegible]燥理；

氣以寒涼止血，以通止痛，以養[illegible]治不得眠，以補[illegible]滑治麻；

遲澀以清且斂，治脉洪大，以下[illegible]消火治上逆，以利[illegible]不通淋；

治水之溢，以涼表治發熱，雖在[illegible]恐不難措手。惟[illegible]以寒治

寒，如諸寒鼓慄，如喪神守，皆屬[illegible]火是也；以熱治熱[illegible]如發表

不遠熱是也；以補治積，所謂養[illegible]積自除是也；以[illegible]氣治滿，

所謂滿用朮甘是也；以下治利[illegible]謂通因通用是也；[illegible]以提氣

治閉，如小便不利用補中益氣[illegible]也；以淡水治渴，如[illegible]苓散

治消渴是也；以寒散表，如四時[illegible]目拂熱自內而達於外，藥

用苦寒酸寒是也；以涼平散氣[illegible]所謂氣有餘便是火是

也以溫補止血如黃土湯桃花湯是也以攻擊治不得眠如胃不和則臥不安又痰在膽經神不歸舍是也以利下治遲濇之脈如脈遲而滑有宿食又脈濇不減為中焦實是也以補中治洪大之脈如內傷用補中益氣湯是也以溫中治嘔逆如吳茱萸湯大半夏湯是也以固表和營治水如水在皮中四支聶聶動防己茯苓湯是也以實表出汗治太陽中風如桂枝湯是也以攻下及補益治發熱如無表而熱裏有熱是也如此之類茍條分縷晰何可殫述雖在上智亦費推求前哲非不深切著明後人動手便錯者良由但知治法之所當然而不知治法之所以然也不揣昧各謹將疑似難明之理提綱挈領本之內經論其大槩俾業醫者一舉三反觸類旁通所謂比類奇恒或在於是噫醫道之廢也久矣在往古

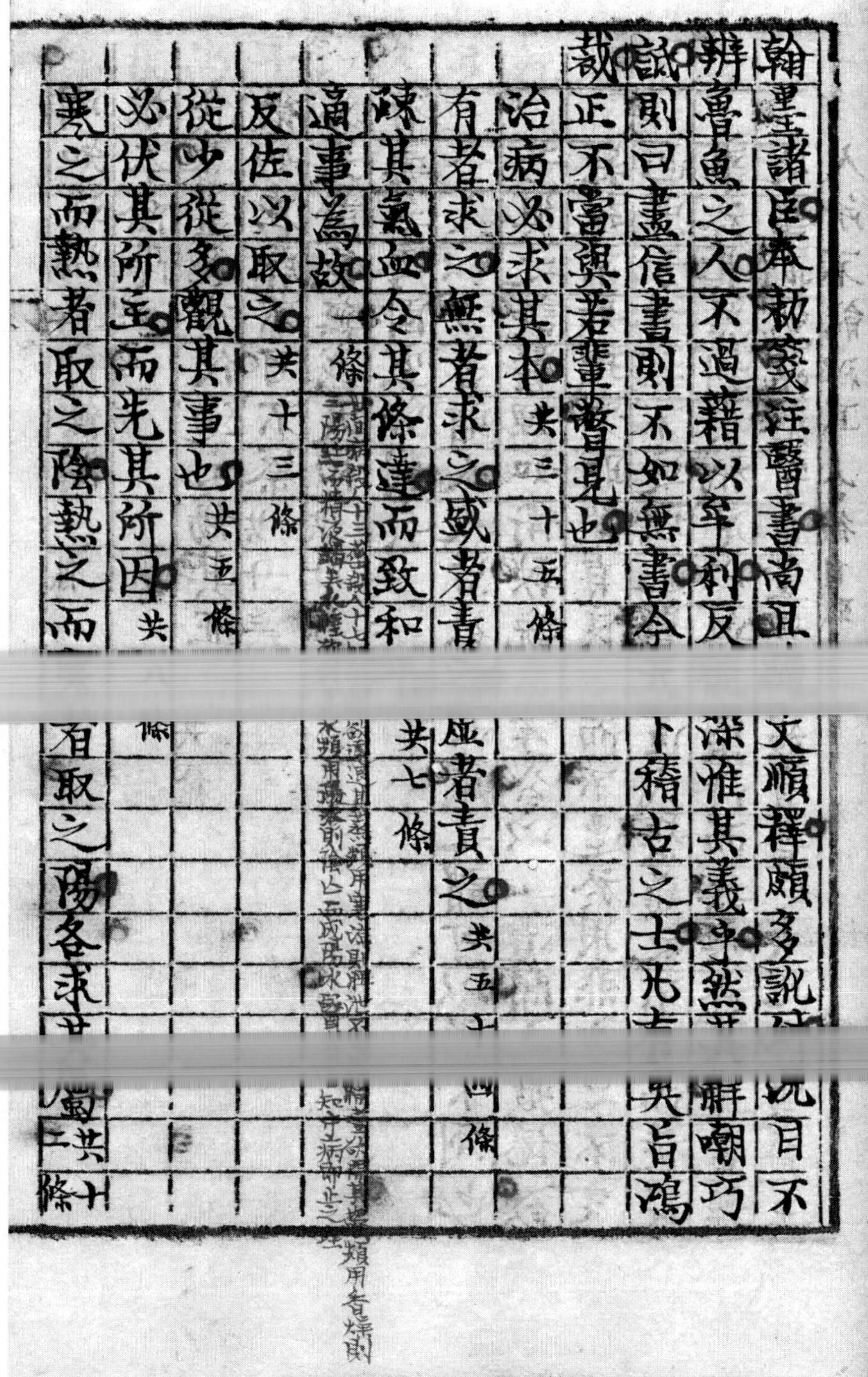

翰墨諸臣奉勅箋註醫書尚且[illegible]文順釋頗多訛[illegible]既目不辨魯魚之人不過藉以牟利反[illegible]深准其義亭然[illegible]解嘲巧試則曰盡信書則不如無書今[illegible]卜稽古之士凡古[illegible]吳旨鴻裁正不當與若輩皆見也

治病必求其本 共三十五條

有者求之無者求之盛者責[illegible]虛者責之 共五十[illegible]四條

陳其氣血令其條達而致和 共七條

適事為故 一條

反佐以取之 共十三條

從少從多觀其事也 共五條

必伏其所主而先其所因 共[illegible]條

寒之而熱者取之陰熱之而[illegible]者取之陽各求其[illegible]屬 共十二條

明知逆順正行無間 一條

推本陰陽 共七條

食養盡之毋使過之傷其正也 共八條

微妙在脉不可不察 共十三條

必先歲氣無伐天和 共十條

有毒無毒固宜常制矣 共七條

今人以方書贈人人皆欲得而藏之謂可以補不測也若與之談醫理如衛鞅説秦孝公以王道聞之輒倦欲寐殊不知理不明雖有良方而不達於用非方之不良也用方者之不達理也譬之匠氏榘矱之不明而徒從事於其器利矣祇足以血指汗顔而無與於烏革翬飛之事也然茫茫宇宙豈無聞絃賞音之人比有雪齋主人所不能秘耳 今徵[illegible]跋

醫師二條　日知録

古之時庸醫殺人今之時庸醫[illegible]殺人亦不活人[illegible]其人在不死不活之間其病日深而卒[illegible]於死夫藥有君[illegible]人有強弱有君臣則用有多少有強弱[illegible]劑有半倍多則[illegible]專則其效速倍則厚厚則其力深今之[illegible]藥者大抵雜泛[illegible]均停既見之不明而又治之不勇病所[illegible]不能愈也而世[illegible]以不殺人為賢豈知古之上醫不能無[illegible]周禮醫師歲終[illegible]其醫事以制其食十全為上十失一次[illegible]十失二次之十[illegible]三次之十失四為下是十失三四古人[illegible]用之而淳于意[illegible]對孝文尚謂時時失之臣意不能全也[illegible]曰裕父之蠱往[illegible]吝奈何獨取夫裕蠱者以為其人雖死[illegible]不出於我之為[illegible]呼此張禹之所以亡漢李林甫之所以[illegible]唐也朱文公與[illegible]子澄書所論四君[illegible]湯其意

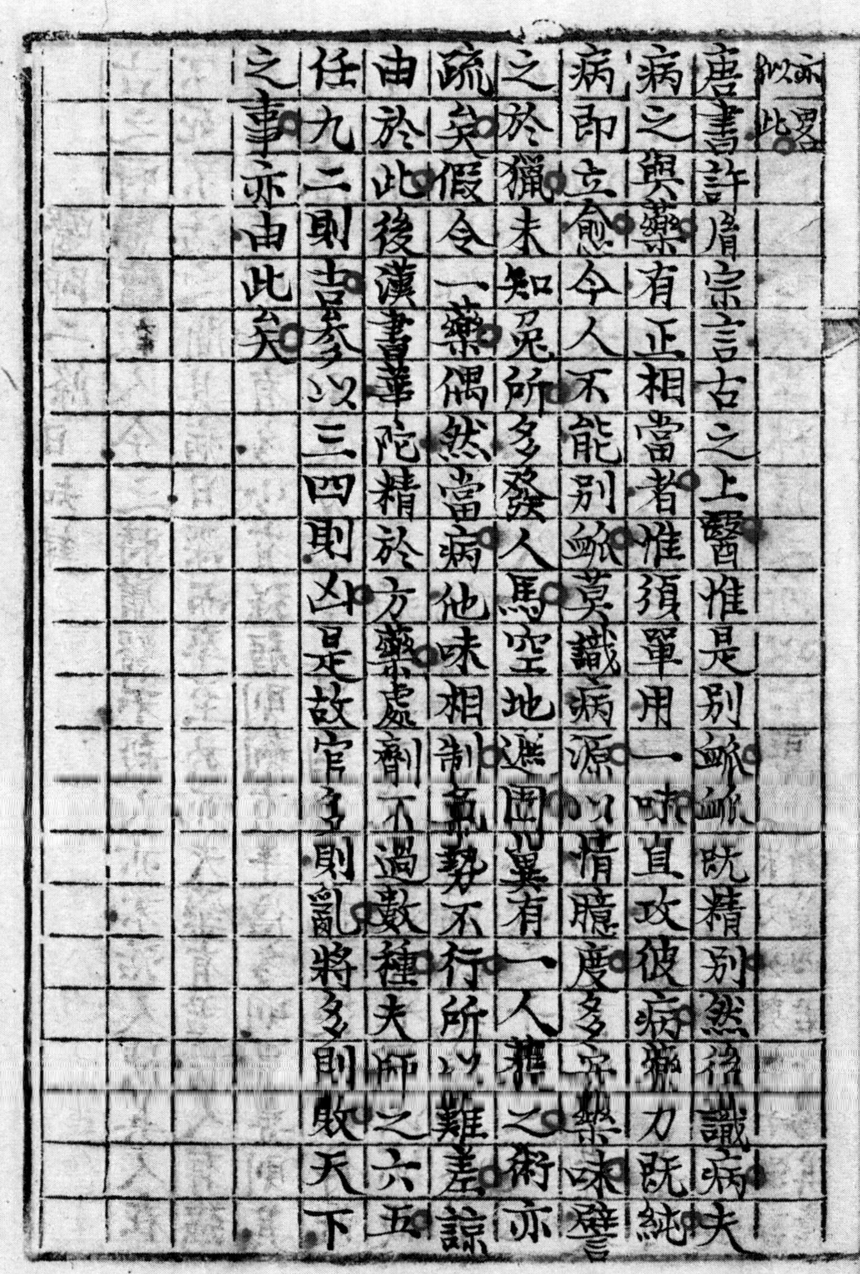

亦君似此

唐書許胤宗言古之上醫惟是別脉脉既精別然後識病夫病之與藥有正相當者惟須單用一味直攻彼病藥力既純病即立愈今人不能別脉莫識病源以情臆度多安藥味譬之於獵未知兔所多發人馬空地遮圍冀有一人獲之術亦疏矣假令一藥偶然當病他味相制氣勢不行所以難差諒由於此後漢書華陀精於方藥處劑不過數種夫師之六五任九二則吉參以三四則凶是故官多則亂將多則敗天下之事亦由此矣

莊天申醫案序　華亭吳[illegible]顒日千

莊子天申游于太學，太學數千[illegible]咸出其下。司成[illegible]公、陳公、單公、沈公，皆待以國士，試輒冠[illegible]儕偶。然闈試屢[illegible]，歸而肆志于詩詞，吐言雋拔，耆宿如子[illegible]倉、水天、石寶翁[illegible]推重焉。既而病，延國醫視之，三年技窮[illegible]病不減。莊子知[illegible]不足恃，自取岐黃書讀之，久忽有悟，以[illegible]意消息之，病遂[illegible]，每謂醫為要務，而世無其人，可歎也。莊[illegible]雖有獨得，而人[illegible]信。每遇宗黨召醫，指其誤謬，莫能聽治[illegible]者謝不可為，且[illegible]後事，始用莊子言，一匕輒效，人驗以為[illegible]。莊子曰：此其理[illegible]在內經，人顧不讀耳。彼庸庸者刈人若[illegible]，其無足怪，獨奈[illegible]已實有身而試彼菅刃乎？因錄前後醫[illegible]數十條，皆拙工[illegible]案而起之無死者也。余閱而慨然念古[illegible]周與來，後臣之[illegible]局納人罪傳會律令自謂法應如是不可變也及徐有功李日知擅其悖謬開示生路平反奏上讀者色喜乃悟夫向之寔無死法而斃于周來者何可勝數豈不痛哉觀天下事有大于此者矣大獄之起或斃萬計大兵之起或數十萬計其慘至不忍言而貪功喜事者輕于啟隙獨何心與莊子才高行脩需次入仕顧莊子所以理國寧民一如醫案之詳慎則大伊尹狄仁傑賈耽世固不敢以方技目之也

戴絅文醫方序　　華亭吳[illegible]撰日千

古方皆名賢所製，然可用而不[illegible]執。執方以治病[illegible]傷寒，則十得其一二焉；于雜證，則十得[illegible]五焉；獨瘍科乃[illegible]得八九焉。然則方之可恃者，惟瘍科耳。[illegible]瘍醫之治疾也，[illegible]往輕而故重之，安而故危之，瀕入于險[illegible]邀厚利，使人人[illegible]方書可用，則瘍科無所肆其毒矣。戴君[illegible]文，本姓謝氏，不[illegible]岐黃，而慈煦愛人，樂為善事，生平喜施，[illegible]家以中落，然喜[illegible]益甚。又念一人施藥不徧四海，一時施[illegible]不及後世，十年[illegible]來徧閱外科諸書，擇名方有驗者，輯録[illegible]卷，剞劂流傳，庶[illegible]徧九州而傳來葉，其用意至深厚也。余[illegible]愛君此舉，而愧[illegible]以助之。憶予二十年前居細林山，半面[illegible]腫，須臾青赤，咽[illegible]盡痛。使人細察，鬢間有白點如黍，亟以[illegible]破之，偃卧觀想，[illegible]口鼻出入氣使氣從針孔中出抵暮覺痛少減但少退以燭照之有膿如綫從針孔出翌日遂愈夫精氣神乃吾身不死之寶藥也善用之上者長生中者無疾下者祛病此予所親驗故因戴君求序而附見之以備採取焉

傷寒方論後序　胡[illegible]游

理有不易者衆人皆知其然事[illegible]之變而不可執者雖聖人不能齊其故冬之雪夏之日所[illegible]其理之不可易[illegible]然使夏無日而不赫冬無日而不沍則[illegible]下之物盡矣以其赫與沍者成衆類而以暵與潤者時濟[illegible]可是見其用神[illegible]不測古之智人弋可以教釣射可以教[illegible]騎可以教刺舟[illegible]神明乎所以然不膠于一而深達夫變[illegible]後事之至者合[illegible]俯仰笑談之間而無所難昔者王莽竊[illegible]周公之餘文自[illegible]能堅握威斗隨星象云當却漢兵李嚴[illegible]番孟知祥之不[illegible]說自喜前效冀復為功至於膏碪斧死[illegible]國以無所及非[illegible]下之愚也予然彼其初固已闇大至變[illegible]勢而信為可執[illegible]任畫一之數滯而不通遂若此焉今夫[illegible]下事精觕大小[illegible]不齊其

貴明變喻微殆無一而不然者周禮冢宰所統醫師之職凡邦人疾病使人分治之歲終則稽其事第診治之全中者與其得失多寡而差之將勉敎之使至于盡善所以然者豈令取鬼區扁鵲之說而熟覆死守如刻方畫圓動輒規是以無敢暫易亦使神明其故以通乎其微然後其為道也若由基之射丈人之承蜩可百當而不缺也凡人為病至危苦者不數遘獨其感乎天地之氣運諫暍勞役思欲而釀為沴癘是概為傷寒疕之者歲且衆然其為類至多而治尤不可苟漢河間太守張仲景既著書詳論之後本以為法然其源浸失又無聰明之士能逆其志而通之以以意者往往不必取于病而取于藥嗟乎求劍以刻舟固將于其無所得乎據方而愈疾雖十俞跗亦且不能治也秀才田氏少遂學且精乎醫

常演易洪範之道論人陰陽府[illegible]血脉及所由受[illegible]與治之者其說至盡尤鄙惡拘方之徒[illegible]明其緩急淺深[illegible]表輕重嵩任之庸枉殺人乃就仲景書[illegible]議析辨成傷寒[illegible]論一卷蓋得其意而極其變若善治水[illegible]周燭源委以順其[illegible]經文[illegible]爲將者縱横乎虛實奇正而不[illegible]古以致敗非所[illegible][illegible]者矣能然與先時　朝廷閔人疾癘[illegible]詔有司試醫學[illegible]士將舉能者授之官所以及民者意亦[illegible]美未幾輒廢罷[illegible]譜稍效周制使如先生者掌其政令而[illegible]之令天下之醫[illegible]務曲盡其術則敗于藥十八九死者廣[illegible]多所全矣哉

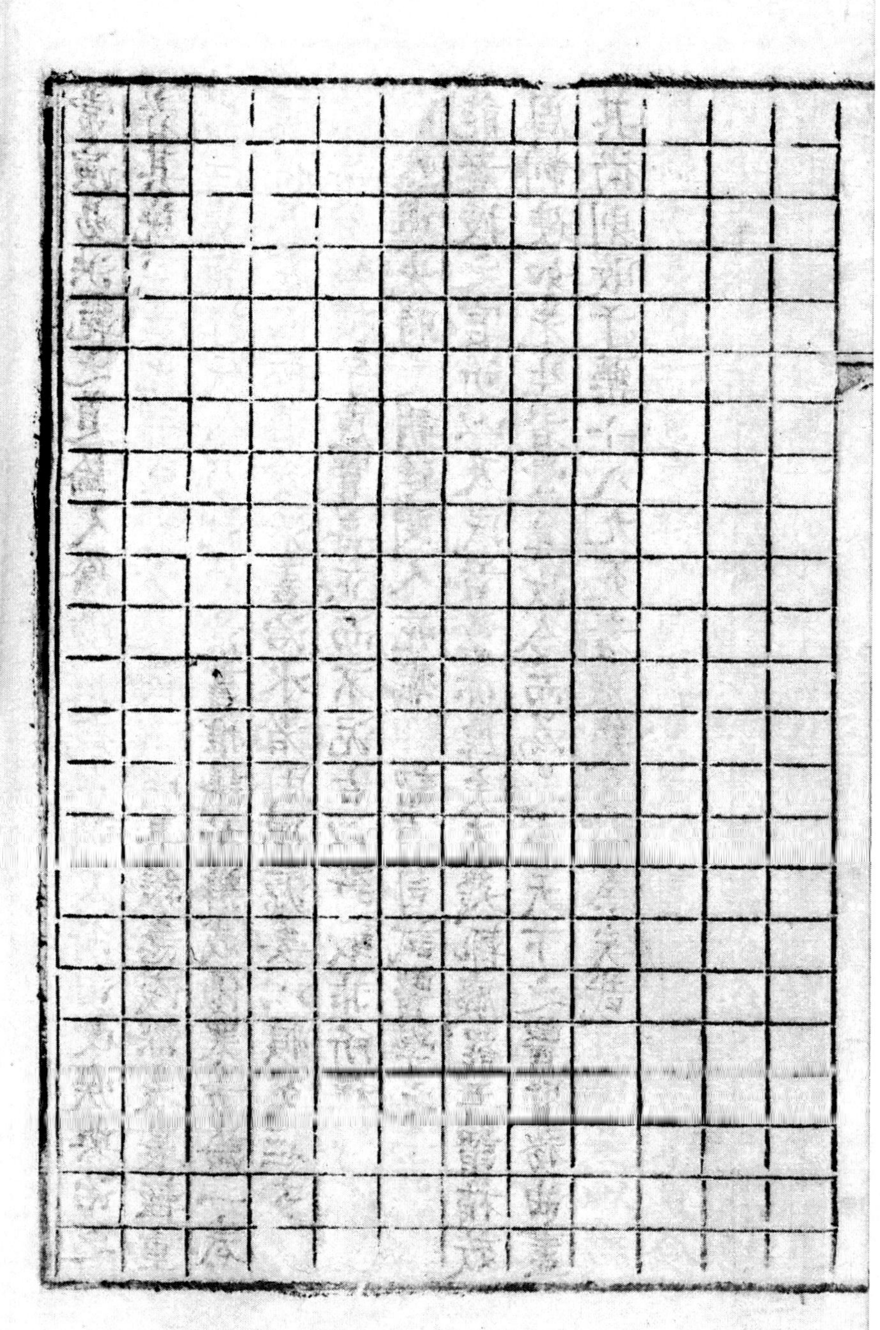

姚姬傳醫方捷訣序

余少有羸疾竊好醫藥養身[illegible]術泛覽方書然[illegible]不遇碩
師古人言或互殊博稽而勘功[illegible]忘而不明十餘年[illegible]所得適
復歇去夫醫雖小道然其本[illegible]聖帝所為三代[illegible]以設官
而氏其族其極至於使人無疾[illegible]夭札之傷而君[illegible]樂育遂
天和安民命至治之隆有賴焉[illegible]推原其故必自[illegible]躬能循
天理之節應六氣之和固筋骨[illegible]不調氣血之平本[illegible]之安樂壽
考承享天祿然後推其意以[illegible]醫藥以及庶民[illegible]其意至
精且厚是以後世醫者雖多[illegible]莫明篤厚之君[illegible]終不能
究其義而雖有篤厚莫明之[illegible]不世業而必[illegible]猶不能

盡其必折變務之理審其幾微而察其離合也吾鄉有嚴氏世爲醫前世有號則菴者其術神驗惜不及見之今其孫以仿能紹其學出其傳書曰捷訣者以示予其言簡直使人易入能盡瘍疾之變狀又採論得中無偏駁之弊蓋嚴氏既世其業又欲以此明諸人人信哉君子之用心也矣惜乎余方以事不能從以悟爲學其術以獲養身濟人之益也乃爲之序而歸之

嚴側句下注云君中己酉順天鄉試是歲詔吏試宮內

惜翁良醫行贈涇陽張孝廉菊云自古良醫多出古者孝廉晚出當其命授受無匹古術絕山川靈異能通神一載燕山居群士嚴側哉文章入予謂和予治從家今就料乃生起之人死江山地有金陵壯年室曾識登江上乃翁孫頂曰爲宰今家法人醫良相經營智出如其奇才孏攦情切方無恙老夫臥病常命筆勸子無過情俞親已作發蕃邑有毒流肉快論經可伸君也孝友稱義行詔書已[illegible]長使[illegible]夫致乃翁乃古以信夫餘慶郡不遺從最帝所賀翠紹龍夏天池舊雲只鵰鶚地中生可慎德況年始逾冠加元術如和扁同小技文高浩陸猶無論我南氣味已當今相國識賢矣安知人無遠古和更兮成周閑散比老夫未死得君醫識目人而有見特贈予勉予收其大一世青

運氣總論

桐鄉顧錫銀[illegible]南

素問天元紀大論曰天有五行以[illegible]五位當其位則正[illegible]則淫五行者金木水火土也五位者甲乙[illegible]丙丁位南庚辛位[illegible]壬癸位北戊己位中宮蓋天數五而五陰[illegible]陽為十干地數六[illegible]六陰六陽為十二支然天干之五必得地[illegible]之六以為節地支[illegible]六必得天干之五以為制如子午之上為少[illegible]君火丑未之上為[illegible]陰濕土寅申之上為少陽相火卯酉之[illegible]陽明燥金辰戌[illegible]上為太陽寒水巳亥之上為厥陰風木是[illegible]制之在天而以地支[illegible]為節也甲己為土運乙庚為金運丙辛[illegible]水運丁壬為木運[illegible]癸為火運是五行之在地而以天干之五為制[illegible]以地支而於天之六[illegible]以天干而

合地之五行，而後六甲成歲氣備。又曰在天為風，在地為木；在天為熱，在地為火；在天為濕，在地為土；在天為燥，在地為金；在天為寒，在地為水。蓋無形者即于有形測之，天地雖大，瞭然指掌矣。

五運行大論曰：風為肝，肝生筋，筋生心；火為心，心生血，血生脾；濕為脾，脾生肉，肉生肺；燥為肺，肺生皮毛，皮毛生腎；寒為腎，腎生骨髓，骨髓生肝。此運氣相生之序也。又曰：風傷筋，燥勝風；熱傷氣，寒勝熱；濕傷肉，風勝濕；燥傷皮毛，濕勝燥；寒傷血，燥勝寒。此運氣相承之道也。六微旨大論曰：相火之下，水氣承之；水位之下，土氣承之；土位之下，風氣承之；風位之下，金氣承之；金位之下，火氣承之；君火之下，陰精承之。此運氣承制之理也。銀海指南引

醫學綱目曰風木盛則病化風[illegible]金盛則肝爲邪[illegible]病亦化
風寒水盛則病化寒濕土盛則[illegible]爲邪攻而病亦[illegible]寒濕土
燥金盛則病化䐜鬱火熱盛則[illegible]爲邪攻而病亦化[illegible]鬱濕土
盛則病化溼風木勝則脾爲邪[illegible]而病亦化濕火熱[illegible]則病化
火熱寒水盛則心爲邪攻而病[illegible]火熱此運氣[illegible]之過也

張子正蒙曰陰陽之精互藏其宅[illegible]各得其所安若[illegible]陽之氣則
循環迭至聚散相蕩盈損當[illegible]於一之而不能未[illegible]五行各
一其性然一物又各具五行之理[illegible]有餘則制己所[illegible]而侮所不
勝其不及則己所不勝侮而乘之[illegible]所勝輕而侮之人[illegible]氣交之中
天氣通於鼻地氣通於口感而爲[illegible]爲病萬端而自[illegible]九竅之

一耳。脾胃虛弱，肺無稟受，而氣道不通，由是四海閉塞，無處不濡。日久熏蒸鬱爲淫病。然此爲內傷之濕，又外感之症，亦天有雨露霜霧之濕，在地有山澤潮瘴之濕，飲食有酒奶水之執，衣被有汗液之濕。陽盛則火勝，濕且化熱；陰盛則水勝，濕又化寒。風可勝濕，濕更挾風；燥可除濕，濕還勝燥。內因外因，隨經觸(?)路。治法風藥可以勝濕，燥藥可以除濕，淡藥可以滲濕，洩小便可以引濕，利大便可以逐濕，吐痰涎以却濕。濕而有熱，苦寒之劑燥之；濕而有寒，辛熱之劑燥之。至于脾腎俱虧，水溢爲病，則填培土壤精，標本兼治。此東垣脾胃論所以諄諄于後天補救也。

方書録要

脾胃將理法

白粥粳米菉豆小豆塩豉之[illegible]胃淡滲利小便[illegible]小便數不可更利况大瀉陽氣反行[illegible]道切禁湿麵如[illegible]之舉快勿禁

藥中不可服澤瀉猪苓茯[illegible]燈心琥珀通草木通滑石之類皆行陰道而瀉陽道[illegible]如渴如小便不[illegible]利或閉塞不通則服滲利勿再服

忌大鹹助火邪而瀉腎水真[illegible]及大辛味蒜韭[illegible]辣醋大料物官桂乾薑之類皆傷[illegible]氣

若服丹沈之藥，先一日將理，次日臨空服之，畢更宜將理十日，先三日尤甚，不然則反害也。

夫諸病四時用藥之法，不問所病或溫或涼或熱或寒，如春時有疾，於所用藥內加清涼風藥；夏月有疾，加大寒之藥；秋月有疾，加溫藥氣；冬月有疾，加大熱藥。是不絕生化之原也。錢仲陽醫小兒深得此理。內經必先歲氣，無伐天和，是為至治。又曰：無違時，無伐化。又曰：無伐生生之氣。皆此常道也。用藥之法，若反其常道而變生異證，則當從權施治。假令病人飲酒，或過食寒，或過食熱，皆可以增病。如此則以權衡應變之藥，豈可常用之

攝養 張載人曰養生與攻病大[illegible]不同今人以補劑療[illegible]宜乎不效

是難言也此說不可不思

忌浴當風汗當風須以手摩[illegible]孔合方許見風[illegible]無中

風中寒之疾

遇卒風暴寒衣服不能禦[illegible]者則宜争努周[illegible]之氣以

當之氣弱不能禦者病

如衣薄而氣短則添衣于[illegible]委居止氣尚怯則以沸

湯一碗熏其口鼻即不短也

如衣厚于不適風處居止而氣[illegible]短則宜減衣摩[illegible]孔合于

漫風處居止

如久居高處或天寒陰濕[illegible]過令氣短者[illegible]前法

熏之

如居圍密小室或大熱而寒變冲氣短則出就風日凡

氣短皆宜食淡味湯飲令胃調和

或大熱能食而渴喜寒飲當從權以飲之然不可耽嗜如

冬寒喜熱物亦依時暫食

夜不安寢衾衣厚熱壅故也當急去之仍拭汗或薄而寒

即加之睡自穩也饑而睡不安則宜少食飽而睡不安則

少行坐

遇天氣變更風寒陰晦宜預避之大抵宜溫煖避風寒

省語少勞役為上

遠欲

李東垣

名與身孰親身與貨孰多以[illegible]侯之珠彈千仞[illegible]雀世必笑之何取之輕而棄之重耶[illegible]軀六十有五耳[illegible]半失于視聽百脈沸騰而煩心身如[illegible]漂流瞑目則[illegible]過浪去神氣衰于前日飲食減于曩[illegible]時但名人事病[illegible]彌甚已之所有豈止隨侯之珠哉安[illegible]淡薄少思寡欲[illegible]省語以養氣不妄作勞以養形虛心[illegible]維神壽夭得[illegible]失安之于數得喪既輕血氣自然諧和[illegible]無所容病安增[illegible]劇苟能持此亦庶幾于道可謂得其[illegible]趣矣

省言箴

氣乃神之祖精乃氣之子氣者精神之根蒂也大矣哉
積氣以成精積精以全神必清必靜御之以道可以為天
人矣有道者能之予何人哉切宜留言而已以上李東垣脾胃論

朱丹溪飲食色欲箴丹溪名震亨字彥脩義烏人許白雲弟子至正十八年卒年七十八

序曰飲食男女人之大欲存焉予每思之男女之欲所
關甚大飲食之欲於身尤切世之淪胥陷溺於其中
者盖不少矣苟志於道必先於此究心焉因作飲食
色欲二箴以示弟姪并告諸同志云

人身之貴父母遺體為口傷身滔滔皆是人有此身飢
渴洊（迭）興廼作飲食以遂其生睠彼昧者因縱口味五味之

過疾病蜂起病之生也其樸其[illegible]饞涎所牽勿[illegible]不思病

之成也飲食俱廢憂貽父母[illegible]禱百計山野[illegible]賤淡廬

是諳動作不衰此身亦安均[illegible]同體我獨多之悔悟一

藺塵閑鏡淨日即飲食易[illegible]辨養小失大[illegible]子所識

口能致病亦敗爾德守口如[illegible]瓶之無斁

惟人之生與天地參坤道成[illegible]乾道成男配為夫婦生

育攸寄血氣方剛惟其時之[illegible]之以禮接之以[illegible]文子之

親其要在於睦彼昧者徇情[illegible]欲惟恐不及濟[illegible]燥毒氣

陽血陰人身之神陰平陽秘我[illegible]體長春血氣既[illegible]而不自

惜斲之而生斲為我賊如之耽[illegible]其欲實多闇[illegible]之市門

庭之和，土之既多，其家自廣，況表厥德，此身不求遠彼
帷薄，放心乃收，飲食甘美，身安病瘳。

脾約丸論

在西北以開結為主，在東南以潤燥為主。

馮氏錦囊秘錄

肝之強，由於腎水之不足；肺之弱，由於心火之有餘。

王海藏標本陰陽論

以病論之，先受病為本，後傳流為標。凡治病者，先治其
本，後治其標；若先治其標，後治其本，邪氣滋甚，其病益畜。
若先治其標（本），後治其標，雖病有十數證，皆去矣。謂以先生輕

病後滋生重病亦先治輕病後[illegible]重病如是則邪乃伏蓋
先治本故也若有中滿無問標[illegible]先治中滿謂其急也若中
滿後有大小便不利亦無問標本[illegible]利大小便次治中[illegible]謂尤急
也除大小便不利及中滿三者之[illegible]治其本不可不[illegible]也從前
來者為實邪從後來者為[illegible]邪此子能令母[illegible]母能令
子虛是也治法云虛則補其[illegible]實則瀉其子假[illegible]肝受心火
之邪是從前來者為實邪[illegible]瀉其子火也然[illegible]直瀉其
火十二經中各有金木水火土當[illegible]木之分瀉其火也[illegible]標本論
云本而標之先治其本後治其[illegible]既肝受火邪[illegible]于肝經五
穴中瀉滎心行間穴是也後治[illegible]標者于心經五[illegible]內瀉滎

火少府穴是也。以藥治之，入肝經藥爲之引，用瀉心火藥爲君。是治實邪之病也。假令肝受腎邪，是從後來者，爲虛邪。虛則當補其母，於標本論云：標爲本，先治其標，後治其本。既受水邪，當先于腎經湧泉穴中補木，是先治其標，後于肝經曲泉穴中瀉水，是後治其本。此先治其標也，推之其理，亦是先治其本也。以藥治之，入腎經藥爲引，用補肝經藥爲君是也。湯液本草

東垣報使用藥歌訣

小腸膀胱屬太陽，藁本羌活是本鄉。三焦膽與肝包絡，
少陽厥陰柴胡強。陽明大腸兼足胃，葛根白芷升麻當。

此說汪訒菴不以為然

太陰肺脉中焦起白芷升麻葱[illegible]鄉脾經少與胃[illegible]異外

麻芍藥白者详少陰心經獨活[illegible]腎經獨活加桂[illegible]通經用

此藥為使更有何病到膏[illegible]

升合分兩

古之方劑錙銖分兩與今不同[illegible]如吹咀者即今剉[illegible]麻豆大

是也云一升者即今之大白盞[illegible]銖者六銖為一[illegible]即二錢

半也二十四銖為一兩也云三兩者[illegible]今之一兩云二兩[illegible]今之六

錢半也料例大者只合三分[illegible]之矣

古人服藥有法

病在心上者先食而後藥在[illegible]者先藥而後[illegible]在四肢

五果棗李杏栗桃

者宜飢食而在旦在骨髓者宜飽食而在夜

五宜

毒藥攻邪五穀為養五果為助五畜為益五菜為充穀肉果菜食養盡之無使過之傷其正也蓋陰之所生本在五味陰之五宮傷在五味是故味過于酸肝氣以津脾氣乃絕味過於鹹大骨氣勞短肌心氣抑味過於甘心氣喘滿色黑腎氣不衡味過于苦脾氣不濡胃氣乃厚味過於辛筋脈沮弛精神乃央是故謹和五味骨正筋柔氣血以流腠理以密如是則骨氣以精謹道如法長有天命湯液本草

脾胃虛損論

張文潛粥記贈潘邠老及東坡食白粥帖俱乃老袁(?)果類漫志卷九

此別論不屬上

內經曰安穀者昌絕穀者亡穀[illegible]則榮散穀消則[illegible]榮散
衛亡神無所依仲景云水入于經[illegible]血乃成穀入于胃[illegible]道乃行
故血不可不養胃不可不溫血[illegible]和榮衛將行[illegible]有天命
穀者身之大柄也 蘭室秘藏

王白田 懋竑 論醫云明薛 新甫 [illegible]醫案薈萃(?)[illegible]言一更加
裁然著醫案廿四種云云[illegible]明約而易守[illegible]時主字
秦皆書則又謂薛氏用己意[illegible]刑古方為繁(?)[illegible]華諸證
準繩一書得用病以考證用[illegible]檢方之去並(?)[illegible]元金遂熾
乃明于一合言證云云明白[illegible]既可據以施治[illegible]雖大体
景以來精微之蘊有不見于[illegible]者李(?)所之師張[illegible]在氏宋(?)

梅餘二孫文從金觀
察延良傳此方

彥脩師羅太無氏，彼皆以聰明絕世之資，又遍覽精書之廣，無遺
焉，而猶勤勤于師，終其身不出，然而名之為講授無愧。
者也。是之所以哉，其然哉！數百年學術傳承，繼並立呂滄洲
氏、太無氏之人，皆宗用藥善攝陰，十從以生奇字生所之彥脩之
述，統而學向垂於來，以脈于天下國家之所有賴焉為
來耶，以易道也。

陳定宇與甥吳仲文書云：前日不曾戒甥一事，乃秋之交最難將理，將理
之法，第一要不多飲水，不特冷水不可飲，雖熟湯亦不宜多飲，止渴而已。如
恐之忍之，而燥自不思飲，如遇大渴，不得已而飲水，不若且漱去煩熱，嚥嚥
些入胸膈，不宜引滿大吸，快意之餘，以貽日後脹滿溏瀉之患。漱時開口卷
舌播上牙之內，自然有津液來，候滿口，細細嚥之，自不渴。此學似此法。

七汁膏方：人乳、梨、蘿蔔、藕汁、白蜜、紅糖各四兩，薑汁一兩，共廿六兩，用銅鍋文火大熬
至十二兩，用磁碗收貯，隨時用四茶匙，開水沖服。如無人乳，藕汁亦可。

四言脉訣以來久矣兹者補其缺畧各正其差訛仍舊者十之二三新改者十之七八復[illegible]字字精確文極簡便義[illegible]明使讀者既無繁多之苦而無遺漏之憾也

編緝四診心法要訣上

[illegible]中梓士材著

望以目察聞以耳占問以言[illegible]切以指參明斯[illegible]道識病根源能合色脉可以萬[illegible]五行五色青赤[illegible]白黑復生青如環常德變色大要[illegible]剋順逆青赤[illegible]化赤黃合一黃白淡[illegible]黑青深碧白[illegible]淡黑白青淺碧[illegible]赤白化紅青黃變綠黑赤紫成黑黃[illegible]立天有五氣食[illegible]入鼻藏於五藏上華面頤肝青心[illegible]脾藏色黃肺白[illegible]黑五藏之常藏色為主時色為[illegible]春青夏赤秋[illegible]冬黑長夏四季色黃常則客勝主善主勝客惡色脉[illegible]合青弦赤洪黃緩白浮黑沉乃平已[illegible]其色不得其脉[illegible]剋則死

木火同化火土同化土金同化金水同化水木同化
金木兼化木土兼化土水兼化水火兼化火金兼化
合化者相生變色不病之順兼化者相剋變色為病之逆
風暑燥濕寒
隨五形之人而見
主色藏氣所生客色歲氣如臨所化
歲氣勝人氣為順人氣勝歲氣為逆勝者當青反白當赤反黑當白反赤當黑反黃當黃反青之謂

五色合五氣

衃死血也　炲地上耆

枯黑土　枯枯骨

五色合五官

淺淺為虛深濃為實

分明彰顯也

五色合五部

鼻見黃本經自病正邪

白子盜母氣虛邪赤母助

子氣實邪青彼能尅我

賊邪黑我尅彼微邪餘准此

得生則生○新病脉奪（微小）○其色不奪○久病色奪（不澤）○其脉不奪○新

病易已○色脈不奪○久病難治○色脈俱奪○色見皮外○氣含皮

中○内光外澤○氣色相融○有色無氣○不病命傾○有氣無色

雖困不凶○縞裏雄黃○脾狀並臻○縞裏紅肺○縞裏朱心○縞

裏朱黑色○紫艷腎緣○縞裏藍赤○石青序肝○青如蒼璧○

不鮮如藍○赤白裏朱○衃赭死原○黑重漆炲○白羽枯○骨雄黃羅

裏○黃上終難○舌赤春短○心官病帶○肺鼻白喘○悶滿喘張○

肝目皆青○脾病唇黃○耳黑腎病○浮淺分彰○左頰部肝○右

頰部肺○額心頦腎○鼻脾部位○部見本色○深淺病累○若見

他色○按法推類○（闕上至髮際）天庭面首○（印堂上）闕上喉咽○（兩眉之間）闕中印堂○候肝之原○（兩目之間）山

子處即精室血海

頰外從顴骨上引曰繩骨下引曰牙車骨

根候心年壽候肝兩傍候膽[illegible]月鼻端頰脣腋[illegible]顴下
大腸顴內小府面王子膀當顴[illegible]顴外候臂顴之下乃
候手位根傍乳膺繩上候背牙[illegible]下股膝脛足位[illegible]廟鼻
端高起直平顴頰著藏大廣[illegible]隆骨骼明顯[illegible]平澀
齡骨骼陷弱易受邪攻黃赤[illegible]青白主寒青[illegible]為痛
甚則痹攣桡白脱血徵黑水寒[illegible]黃諸色顴[illegible]方纏視
色之銳所向部官內走外易外[illegible]難官部色脈[illegible]病交參
上逆下順左右反陷沈濁晦暗內[illegible]重澤準明顯[illegible]新而輕
其病不甚半澤半明雲散易[illegible]聚難攻黑庭[illegible]顴出如
拇指病雖小愈亦必卒死唇面[illegible]青五官黑起擦[illegible]汗粉

白色皆死○善色不病○於義誠當○惡色不病○必主凶殃○五官

陷弱○庭闕不張○蕃蔽卑小○不病神强○肝病善怒○色當

青○左有動氣○轉筋脇疼○諸風掉眩○疝病耳聾目視䀮䀮○

如將捕驚○心赤善喜○舌紅口乾○臍上動氣○心胸痛煩○健忘驚

悸○怔忡不安○實狂昏冒○善悲悽然○脾黃善憂○當臍動氣○善

思食少○倦怠乏力○腹滿腸鳴○痛而下利○甚則身重○脹滿便閉○

肺白善悲○臍右動氣○灑淅寒熱○咳唾噴嚏○喘呼氣促○膚痛

胸痺○甚則氣短○不能續息○腎黑善恐○臍下動氣○腹脹腫喘○

洩便不利○腰背少腹○骨痛欠氣○心懸如饑○足寒厥逆○正之病正

色○為病多順○病色交錯○為病多逆○母乘子順○子乘母逆○相

尅逆凶○相生順吉○色生于藏○各合[illegible]部○神藏于心○外[illegible]在目○先晦神短○了了神足○单失久病○雖[illegible]人即故○面目之色[illegible]各有相當○交互錯○見皆主身亡○面黄[illegible]皆红疹瘍○背[illegible]病愈○睛黄○羡黄○閉目陰病○開目病陽○[illegible]朧熱盛○特瞑[illegible]陽絶○戴眼○陰脱目盲○氣脱○睢隘睛[illegible]亡○五色○既審○[illegible]音○當明○

聲為音本○音以聲生○聲之餘[illegible]音遂以名○角[illegible]宫商○並羽五聲○中空有竅○於肺[illegible]喉為聲路○[illegible]獸門户○舌為聲機○唇齒扇助○寬隘[illegible]鈍○厚薄之故○[illegible]居中羡○喉音以宫○極長下濁○沈厚雄[illegible]口張噧○口音商[illegible]次長下濁○鏗鏘而清○撮口唇○音極短[illegible]柔細邊逸○徹夫[illegible]羽聲○舌

點齒音○次短高清○抑揚咏越○徵聲延通○角縮舌音○條暢正中○長短高下○清濁和平○喜心所感○發散之聲○怒心所感○忽厲之聲○哀心所感○悲嘶之聲○樂心所感○舒緩之聲○敬心所感○正直之聲○愛心所感○溫和之聲○五聲之變○則病生肝呼而急○心笑而雄○脾歌以漫○肺哭促聲○腎呻低微○色憂心為好言者熱○懶言者寒○言壯為實○言輕為虛○言微難復奪氣可知○譫妄無倫、神明已失○失音聲重○內火外寒○痰壅而久○勞嗄使然○嗄風不語○雖治命難○語歇失音○不治亦瘂○聲色既詳○問亦當然○視其五入○以上起心○心主五臭○自入為焦○脾香○腎腐○肺腥○肝臊○脾主五味○自入為甘○肝酸○心苦○肺辛腎鹹。骨主五液。心汗肝泣自[illegible]為唾。脾涎肺涕。[illegible]病之常。

晝安朝慧。夕加夜甚。正邪進退。[illegible]作之時。精神為[illegible]若衰者

實困弱無累。晝劇而熱。陽旺[illegible]陽。夜劇而寒。陰[illegible]于陰。晝

劇而寒。陰上乘陽。夜劇而熱。陽[illegible]陷陰。晝夜寒厥。[illegible]陰無

陽。晝夜煩熱。重陽無陰。晝寒夜[illegible]陰陽交錯。飲食[illegible]入死終

雖卻食。為氣少火化。新瘥食少[illegible]為胃肺兩虛。[illegible]有熱。

喜熱有寒。寒熱無實。多少之詞[illegible]大便通閉。閉乎[illegible]實無熱

陰結無寒。陽利。小便紅白。主乎熱[illegible]陰重紅淺。溼熱[illegible]泔黑[illegible]

觀色。問以測情。君醫並歸。不聆[illegible]。或告之痛。並[illegible]苦啓。

色脈皆和。詐病欺蒙。脈之呻吟。[illegible]乎常情。搖頭而[illegible]護受

必瘖。三言三止。言謇謇為風。噤啞呵如。皆加病徵。其色無痛。
女疸腎傷。非疸血蓄。衄下後。黃面微黃黑。紋繞口角。纖瘦之
容。詢必噫膈。白不脫。血脈如亮。名悶因恐怖。氣下神失。皆白下
赤。脈浮氣怯。羞愧神蕩。有失棄亦。皆起五色。其病在皮。
營衰嚅動。血脈可知。皆目筋病。唇口主肌。耳主骨。病焦枯
垢泥。髮上唇火。髮下唇水。皮毛屬金。面揆唇木。唇土之毫。
腦陰臍腹。髮直如麻。毛焦死放。陰絡經經。而有常色。陽絡
無常。隨時變色。寒多則凝。凝則黑有。熱多則淖。淖則黃
紅。胃之大絡。名曰虛里。動左乳下。有過不及。其動應衣。宗
氣外泄。促結積聚。不至則死。脈尺相應。尺寒虛瀉。尺熱病

溫○陰氣寒熱○風病尺滑○痺病人[illegible]尺大堅盛○人不[illegible]風○肘候
腰腹○手股足端○尺外肩背○尺內膺[illegible]掌中腹中○魚[illegible]背寒○之
熱○所在○病生熱○寒○診膺上下○上[illegible]腸○腹皮寒熱○[illegible]胃相當○
胃喜冷飲○腸喜熱湯○熱無灼灼○[illegible]無滄滄○胃熱口[illegible]懸心善
饑○腸熱○利熱○出黃如糜○胃寒[illegible]厥○腹脹而瘦○腸[illegible]康白飧
溏腸鳴○木形之人○其色必蒼○身[illegible]之○小五瘦五長○[illegible]不勞心○
多憂勞事○軟弱曲短○一有非[illegible]火形赤明○小面[illegible]銳○反露
偏陋○神清主貴○重氣輕財○少信[illegible]慮○好動心急○[illegible]氣不配土
形之狀○黃亮五圓○五實五厚○五短[illegible]金○面圓頭大○厚[illegible]股肩○容
人有信○行緩心安○金形潔白○五正[illegible]○五朗五潤○偏削[illegible]亡○居愛

静悍○形粗性剛○為吏威嚴○黄小無停○水形紫潤○面肥不平○
五肥五嫩○五黄五清○流動揺身○常不敬畏○内欺外恭○粗濁五
虚○貴乎相得○最忌相勝○形勝色微○色勝形重○五勝輕○年加感
則病○年忌七九○猶宜慎忌○形有強弱○内有脆堅○強者雖弛○弱
者易于肥○食少瘦○最怕如綿之瘦○食多火著○骨雖全○形氣已
脱○脉調猶死○形氣不足○脉調可醫○形盛脉小○少氣難治○形衰
脉大○多氣死○頭痛喘瘦○目裏腫水○面腫風○中之腫名水○
手腫至腕○足腫至踝○面腫至項○陽虛可嗟○頭傾視深○背曲肩
隨○坐則腰癡○轉揺遲回○行則僂俯○立則振掉○形神將奪○筋骨
總類○太深情狀○貪而不仁○好入惡出○下高貌親○不隨時發○動

宋南康紫虛隱君崔嘉彥希範著
明蘄州月池子李言聞子郁刪補

于人。長大似僂。其色黮黮。少陰情[illegible]貪賊心。喜失人得[illegible]傷害
無恩。立則陰躁。寡和無親。多[illegible]伏。鼠易懼易[illegible]陽情狀。
自大。軒昂仰胸。挺腹。足高氣[illegible]大虛說。作事[illegible]張。雖敗
無悔。自用如常。少陽情狀。諟[illegible]貴。志小易盈。[illegible]外不內。立
則好仰。引則好俯。兩臂兩肘。常[illegible]于背。得陰陽[illegible]平和之人。
無為懼懼。無為欣欣。婉然從[illegible]然自新。謙謙[illegible]端端
吉人。

四言舉要
新著四言脈訣 上海李中梓[illegible]
旁注見前

脈為血府。百體貫通。寸口動脈。[illegible]會。朝宗。診人之[illegible]高骨上
取。因何名關。界乎寸尺。至魚[illegible]至澤一尺。因[illegible]名。陽寸
陰尺。右寸肺胸。左寸心膻。右關[illegible]胃。左關膈膽。三[illegible]三焦。兩

尺兩腎。左手膀胱。右大腸。總命門屬腎。生氣之原。人無兩尺。
必死不痊。関脉。右食左風。右為氣口。左為人迎。脉有七診曰浮
中沈。上竟下竟。左右推尋。男左大順。女右大宜。男尺恒虛。女尺
恒實。又有三部。曰天地人。部各有三。九候在焉。額頰耳前。寸口岐
鋭。下足三陰。肝腎脾胃。寸口大會。五十合經。不滿其動。無氣必
凶。更加疎數。止還不能。短死歲内。期定所生。五藏本脉。各有所
管。心浮大散。肺浮濇短。肝沉弦長。腎沉滑軟。從容而和。脾中
遲緩。四時平脉。緩而和勻。春弦夏洪。秋毛冬沉。太過實強。病
生于外。不及虛微。病生于内。飲食勞倦。診在右関。有力為實。無
力虛看。

凡診病脉。平旦為準。虛靜寧神。調息細審。一呼一吸合

浮陽　沈陰　遲陰　數陽
滑陽中陰　濇陰　虛陰
實陽　長陽　短陰　洪陽
微陰　緊陽　緩陰　芤陽中陰
絃陽中陰　革陰　牢陰中陽
濡陰　弱陰　散陰　細陰
伏陰　動陽　促陽　結陰　代陰

為一息脉来四至平和之則五至無[illegible]閏以太息三至[illegible]遲遲則
為冷六至為數數則熱澄轉遲轉[illegible]轉數轉熱遲數[illegible]脈浮沈
須別浮沈遲數辨内外因外因于[illegible]内因于人天有陰陽[illegible]風雨晦明
人喜憂怨思悲恐驚浮沈已辨[illegible]濇當明濇為血[illegible]清為氣
壅浮脉皮脉沈脉筋骨肌肉候中[illegible]部位統厚浮無[illegible]濡(音爽)沈無力
弱沈極力牢浮極力革三部有力[illegible]其名曰實三部無[illegible]其名曰
虛三部無力按之且小如有如無[illegible]微脉可考三部[illegible]力按之豆
大泛漫不收散脉可尋推中無[illegible]其名曰芤推筋[illegible]骨伏脉
可知三至為遲六至為數四至[illegible]緩七至疾(音蔡)蝦緩[illegible]結數止
曰促凡此之診皆統至數動而中[illegible]不能自還至數[illegible]乎代則

難澁形抱如珠滑溜不定往來濇滯濇脉可證弦細端直
且勁曰弦緊比弦粗勁左右彈來盛去衰洪脉名然大而寬
濶大而細減如豆形動不移約約長而迢迢短則縮縮浮陽主
表風淫六氣有力表實無力表虛浮遲表冷浮緩風濕浮
濡傷暑浮散虛極浮洪陽盛浮大陽實浮細氣少浮濇血虛
浮數風熱浮緊風寒浮弦風飲浮滑風痰沉陰主裏七情氣
食沉大裏實沉小裏虛沉遲裏冷沉緩寒濕沉緊冷痛沉數
熱極沉濇痺氣沉滑痰食沉伏閉鬱沉弦飲疼沉弱陽虛病
弱陰虛之候微主陽虛散爲虛劇革傷精血半產帶崩牢
疝癥瘕心腹寒疼虛主諸虛實主[illegible]芤主失血隨見可占

遲寒主之陰陰相干有力寒痛[illegible]無力虛寒數熱主[illegible]微細陰傷
有力實熱無力虛瘡緩濕脾胃[illegible]人濕壅促為陽[illegible]結為陰
凝代為氣之敗打向絕奪氣痛[illegible]女胎三月滑主痰[illegible]閱主食
風寸候吐逆尺便血腸濇無濕痺[illegible]精血傷寸汗津[illegible]閱腸澀
七弦肉主飲木侮脾經寸弦頭[illegible]大弦腹疼緊主[illegible]痛洪是
火傷動主痛熱崩汗驚狂長[illegible]氣治短則氣病細[illegible]氣衰大
則病進脈之主病有宜不宜陰[illegible]脈逆吉凶可推[illegible]之脈部
甚浮遲堅大急疾甚凶可知傷[illegible]熱之病脈喜浮洪[illegible]微濇小
證反必凶汗後脈靜身涼則安汗[illegible]脈躁熱甚必難[illegible]證見陰
命必危殆陰證見陽雖困無害[illegible]勞倦傷脾脈當[illegible]弱自汗

脈躁○死不可卻○瘧脈自弦○弦遲多寒○弦數多熱○代散則難○洩瀉下利○沉小滑弱○實大浮數○發熱則惡○嘔吐反胃○浮滑者昌○沉數細濇○結腸者亡○霍亂之候○脈代勿訝○舌卷囊縮○厥伏可嗟○咳嗽脈多浮○浮濡易治○沉伏而緊死期將至○喘息擡肩○浮滑是順○沉濇肢寒○切為逆證○火熱之證○洪數為宜○微弱無神○根本脫離○骨蒸發熱○脈數而虛○熱而濇小○必殞其軀○勞極諸虛○浮軟微弱○土敗雙弦○火炎細數○失血諸證○脈必見芤○緩小可喜○數大堪憂○畜血在中○牢大卻宜○沉濇而微○速愈者稀○三消之脈○數大者生○細微短濇○危乎堪驚○小便淋閟○鼻色必黃○實大可療○濇小無亡○癲乃重陰○狂乃重陽○浮洪吉象○沉急凶殃○癇宜浮緩○沉

小急實。但弦無胃。必死不失。心腹[illegible]痛。其數有九。細[illegible]愈遲。浮
大延久。病屬肝病。脉必弦急。牢急[illegible]生。弱急者死。[illegible]澀濕熱。
洪數便宜。不好浮大。微濇雖醫。[illegible]之脉。浮大洪實。[illegible]沈微故。
黃無鄉。五藏為積。六府為聚。[illegible]强可生。沈細難[illegible]中惡腹
脹緊細乃生。浮大為何。邪氣已[illegible]死。出而之脉。左右[illegible]羽下奔
小下數。不遲。癰疽未潰。洪大脉宜。[illegible]其已潰。洪大最[illegible]。肺癰
已成。寸數而實。肺痿之證。數而[illegible]癰痿。色白脉[illegible]短濇。數
大相逢。氣積血失。腸癰實熱。滑[illegible]相宜。沈細其根。[illegible]死可期。
婦人有子。陰搏陽別。少陰動甚。[illegible]胎已結。滑疾而散。[illegible]必三月。
按之不散。五月可別。左男右女。孕[illegible]之主。女腹如箕。男[illegible]如釜狀。

產難經新產小緩實弦牢大其凶不免經脈病衰十年已肥詳
物絕之形兼青度量心絕之脈如操帶鉤轉豆躁疾一日可憂
肝絕之脈循刃責責新張弓弦死在八日脾絕雀啄又同屋漏
覆杯水流四日無救肺絕惟何如風吹毛毛羽中膚三日而歸骨
絕伊何崖如奪索辟辟彈石四日而作命脈將絕魚翔蝦游至如湧
泉莫可挽留脈有反關動在臂後別由列缺不干證候岐黃脈
法候病死生太素脈法陰陽貴清清如潤玉至數分明濁脈
如石模糊不清小大貧富清濁滑澀漏長短壽夭詳推錯綜

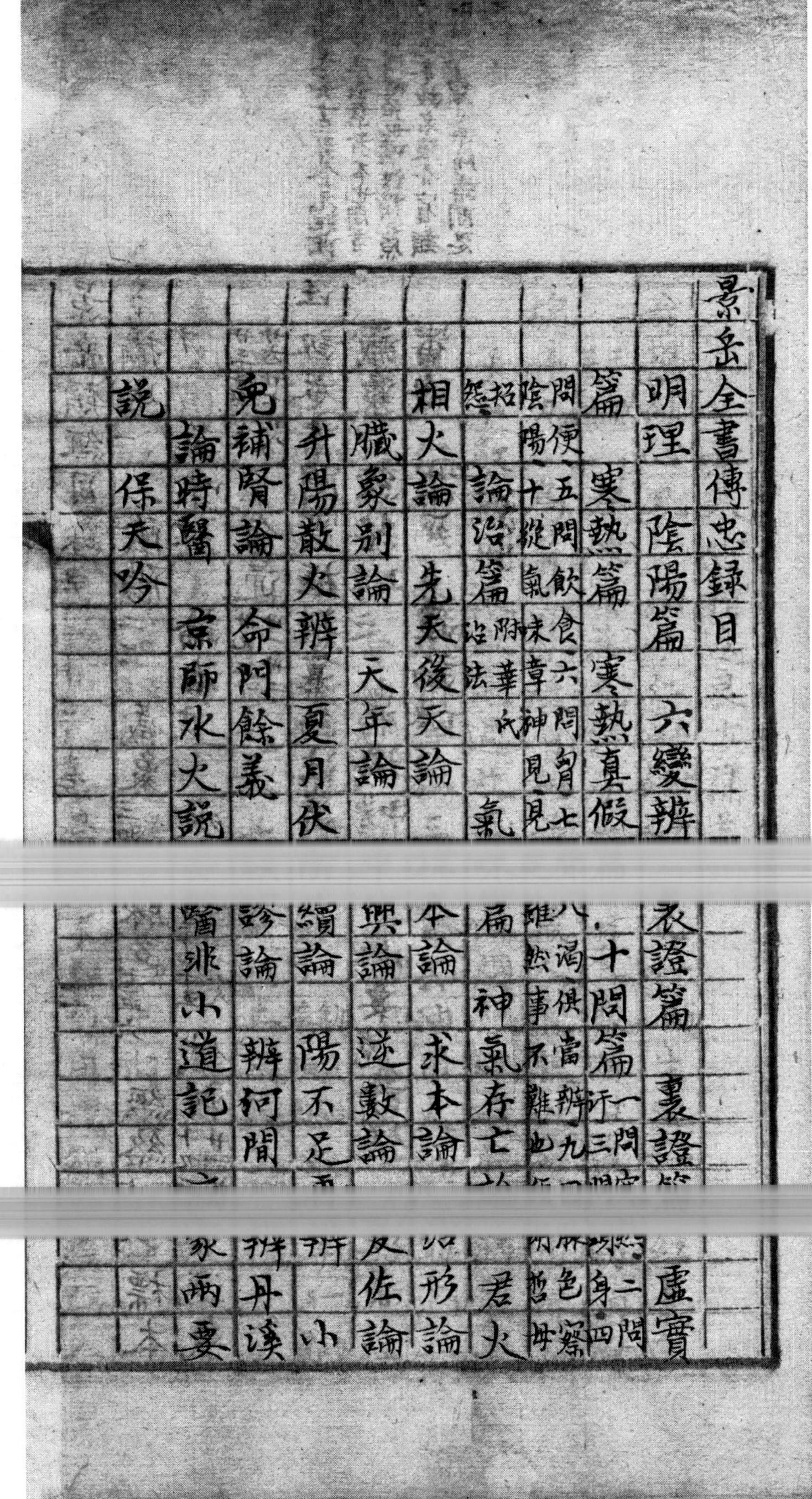

景岳全書傳忠録目

玉海卷六十三引全元起注素問序云素者本也問者黄帝問岐伯也陳性情之原五行之本故名張介賓類經注以為平素所講問是非

景岳類經目録 共三十二卷

攝生一 陰陽二三 藏象三四 脉色五六 經絡七八九 標本十 氣味十一 論治十二 疾病十三十四十五十六十七十八 鍼刺十九二十廿一廿二 運氣廿三廿四廿五廿六廿七廿八 會通廿九三十卅一卅二

汪訒菴素問靈樞類纂約注篇目

藏象 經絡 卷之上 病機 卷之中 脉要 卷 診候 運氣 審治 生死 雜論 卷之下

葉天士精選良方補益[illegible]

奇想補心丸 栢子仁二觔去油為末[illegible]飛炒一觔 生地焙一[illegible]紅棗肉

三觔蒸熟 右煉蜜為丸彈子大[illegible]日三服百日後[illegible]髓消除

棉子丸 烏鬚黑髮煖腎種子[illegible]虛人宜服此藥[illegible]用棉花

子十數觔用滾水泡過放蒲[illegible]內悶一炷香取出[illegible]晒裂殼

口取仁并去外皮用淨仁三[illegible]去油用火酒[illegible]觔泡一

夜取起蒸三炷香晒乾 故[illegible]觔鹽水泡一[illegible]炒乾杜

仲一觔去外粗皮黃酒泡一夜晒乾薑汁拌炒去絲[illegible]子一觔黃酒浸蒸晒乾 兔[illegible]子一觔酒製

吐絲為度 共為細末蜜丸桐子[illegible]每服二三錢

養元固本煖腰方 廣木香[illegible]川楝 大茴炒[illegible]故紙

升麻各兩 一川附子五錢 蘄艾半觔[illegible]香四錢 上肉桂[illegible]床子各一

兩 先將艾搓軟次以各藥[illegible]不和勻用綾絹[illegible]縫腰入

藥密行腰上著肉著神妙

腰痛神方　雄猪腰子一付銅刀破開去血膜及外邊油膩中間青鹽炒二錢大茴一錢五分當歸一錢五分杜仲五錢去絲右為末入腰子內放磁器中過一宿明早用韭菜上下鋪蒸熟用大酒洗去藥末将腰子用銅刀切片好陳酒空心送下多年者吃五六付乍起者一二付即愈

又　杜仲　補骨脂　牛膝三　香附各三錢　青鹽一錢半　将雄猪腰二對竹刀剖開去筋絲每個內內外拌藥用濕草紙包灰火煨熟去藥酒下一醉即愈

治下部無力　雄猪肚一個　紅棗肉半斤　蓮肉四兩　苡仁四兩　将糯米半升填入肚內好酒一鍾醬油半許煮熟每日切幾片空心好酒下

長春方　治腎虛精冷之症　[illegible]鰾一觔蛤粉炒成珠極焦[illegible]化子一觔
取仁去盡油酒蒸　白蓮鬚八兩金櫻子[illegible]觔毛川石斛八兩沙[illegible]蒺藜四兩杞
子六兩兔絲子四兩五味子四兩炒兩[illegible]將鹿角五觔鋸[illegible]片河水
煮三晝夜去角取汁熬膏和[illegible]末為丸桐子大[illegible]服三錢
歸圓酒方　甘菊花八兩杞子一觔[illegible]歸八兩龍眼肉三觔[illegible]右藥將
大酒三觔酒釀十觔泡二十[illegible]日用
三仙酒方　燒酒一罈十觔入[illegible]眼肉一觔桂花[illegible]兩白糖
八兩將泥封固愈久愈佳

風寒濕痺門

治一切麻木痺症痛風歷節[illegible]骨木通煎湯頻[illegible]多號吃
即愈
治腳氣　足疾腫痛拘攣　川[illegible]膝　威靈仙[illegible]等分為

末蜜丸每服五十丸空心服

治痺方

真茅山蒼朮五觔洗淨泥垢先以米泔水浸三宿用蜜酒浸一宿去皮用黑豆一層拌蒼朮一層蒸二次再用蜜酒蒸一次用河水在砂鍋內熬濃汁去渣隔湯燉滴水成珠為度每膏一觔和煉蜜一觔白湯調服　一老人專用此方壽至八十餘身輕體健甚于少年

治風寒濕痺藥酒方

川羌一錢　川桂枝一錢　歸身一錢五分　秦艽一錢　金毛狗脊一錢五分　虎骨一錢五分　防風一錢　杜仲二錢　川斷一錢　川芎八分　晚蠶沙二錢　熟附子一錢　加桑枝三錢　生薑一大片　大棗二枚　陳酒二觔浸煎服

治濕氣初起法

嫩松枝　小松秧[illegible]　將二味入石臼內搗爛傾入陳酒絞取濃汁燉熱儘量飲醉醒時痛即止

多飲幾次更好

七 製松香膏 治濕氣第一神[illegible]松香三觔第一次薑汁煮第二次葱汁煮第三次白[illegible]仙汁煮第四次酒煮第五次鬧楊花汁煮第六次商[illegible]根汁煮第七次醋煮

桐油三觔 川烏 草烏 蒼朮[illegible]肉桂 乾薑[illegible]白芥子 蓖麻子以上各四兩 血餘八兩 右[illegible]味共入桐油熬[illegible]藥枯髮消滴水成珠濾去渣入牛皮[illegible]四兩烊化用前[illegible]過松香漸漸收之離火加樟腦一兩[illegible]麝香三錢厚紙[illegible]之貼患處神效

九 製松香膏 名九汁膏 上[illegible]片松香三觔用[illegible]水煮烊扯拔過傾去水再換水煮再[illegible]拔換水如此以[illegible]徧為度

將松香研末用薑汁葱汁白[illegible]仙汁燒酒鬧楊[illegible]汁商陸

根汁韭菜汁童便挨次將松香拌津透晒乾作八次製過其第九次將好醋少許不可多再拌松香晒乾研極細末

川烏　草烏　蒼朮　上肉桂　白芥子　乾薑　草麻子以上各四兩　血餘八兩　另用桐油三觔浸藥春五夏三秋七冬十日熬枯濾去渣再熬先入鹿膠四兩俟焔化後將製過松香末篩入收之離火入樟冰一兩待冷入麝香二錢攪勻收貯攤貼神效

見晛膏　專治風寒濕氣骨節疼痛歷節痛風痿痹麻木不仁鶴膝風偏頭風漏肩風等症並治跌撲閃剉斗傷陰症無名腫毒已破爛者勿貼小兒孕婦勿貼

活短頭髮晒乾二兩用壯年人剃下者　大黃　靈仙　雄鼠糞各一兩　川烏　草烏　劉寄奴各八錢　土鼈蟲大者三十個　羌活　獨活

紅花　蛇床子　蒼术　當歸[illegible]天南星　生半[illegible]白芥
子　桃仁各五錢　右十八味[illegible]切碎　樟氷一兩[illegible]松　山
柰　花椒　猪牙皂　山甲[illegible]单撥　没藥以[illegible]各三錢[illegible]去油同
乳香炙熟象藥研細　同乳香五錢白芷五錢[illegible]右十味研極細[illegible]鮮之
烟葉汁一觔松香六兩收細乾　鮮之高[illegible]根汁一觔松香六兩收[illegible]之閙楊
花汁半觔松香三兩收　鮮之艾葉汁[illegible]觔松香兩收　白鳳仙[illegible]汁半觔松香
三兩收　老生薑汁半觔松香三兩收　葱[illegible]半觔松香三兩收　韭汁[illegible]觔松香兩收　香
大蒜汁四兩松香二兩收　用足秤[illegible]麻油二觔四兩[illegible]將頭髮
入油熬半炷香再將前藥入[illegible]熬至焦黃色不[illegible]太枯即
濾去渣入前松香熬化再將[illegible]棉濾去汁再熬[illegible]油面起
核桃花紋先加入極細蜜陀[illegible]四兩再徐徐加[illegible]好西硫
黄末一觔投此二味時務須[illegible]之灑入不可太[illegible]太驟以

滴水成珠離火待温然後摻入細末攪勻磁器收貯熬時須用桑枝不住手攪青布攤貼每張淨藥重四錢臨時加肉桂末五釐細辛末二釐

集寶癧痺膏

川烏 草烏 南星 半夏 當歸 紅花 羌活 獨活 大黃 桃仁各四錢 山甲一兩 白芷錢半 右收煎好加乳香沒藥血竭胡椒樟冰細辛牙皂末各二錢若加商陸根鳳仙閙楊花鮮烟葉鮮茄鮮蒂蒼等汁更妙

摩腰膏 治老人虛人腰痛婦人帶下清水不臭者虛寒者宜之

附子 川烏 南星各二錢半 川椒 雄黃 樟腦 丁香各一錢半 乾薑一錢 麝香一分 右為末蜜丸彈子大用生薑自然汁化開如糜蘸手掌上烘熱摩腰中痛處即以煖帛紮之少頃其熱如火每日飯後用一丸

摩風膏　治風毒攻注筋骨疼[illegible]萆麻子一兩淨肉[illegible]川烏頭生去皮五錢　乳香一錢半研　右以猪[illegible]成膏烘熱塗[illegible]處以手心摩之覺熱如火效

治寒濕氣方　真白芥子研爛[illegible]醋調攤厚雙[illegible]紙上做夾紙膏以針密密刺孔先將[illegible]棉花薄薄鋪一[illegible]放在患處然後將夾膏貼在棉花上[illegible]將即似火燃熱[illegible]即揭去棉花以薄為妙　此膏不可[illegible]須要臨時調[illegible]攤就即貼

諸風門

治腎囊風濕熱疙瘩作痒搔之[illegible]痛　名蛇床子[illegible]蛇床子　歸尾　靈仙　苦參各錢[illegible]用水五碗煎[illegible]滚入盆内先薰後洗兩三次即愈

東坡云一軍官年八十餘自云六十歲患恣癬疥周匝頂踵或教服黄連遂愈久服故髮不白其法黄連去頭酒浸一宿焙乾為末蜜丸如桐子大空心日午臨臥酒吞二十九

治腎囊痒方　用葱三十根胡椒花椒各一兩蛇床子末一兩均作三服煎湯洗之立愈

治腎囊腫痒內有疥蟲　用好花椒炒脆研極細末真桕油調塗外以舊帛包之

治囊濕方　白枯礬五錢蛇床子二錢黄栢　大黄　石菖蒲各一兩右為細末和勻調水調敷濕則乾摻或用六散摻之亦效

治男子陽痿囊濕女人陰痒方　用蛇床子煎湯洗之立愈

癬疥門

治各種癬疥方　用新鮮羊蹄葉不拘多少擣爛加川椒白糖並食鹽少許以布共包之浸好陳醋內半日取布包揸癬三日即愈

治濕癬方　癬成濕瘡浸淫轉甚以至諸藥不效者　用蘆

蓄二兩炙甘草一兩俱研極[illegible]末先以溫漿水[illegible]鮮洗淨敷之立乾便瘥真神方也

治癬方　用大露蜂房一個不[illegible]多少以生礬塡[illegible]孔內用破罐盛之仰口朝上用炭火[illegible]令白礬化盡爲[illegible]取出研末搽癬上一二次即除根永[illegible]再發

又方　火硝　石灰　輕粉[illegible]黃　銀硃　右[illegible]等分研細用老薑汁谷樹汁大蒜汁[illegible]汁土大黃汁共[illegible]一鍾將前藥入汁內攪如漿糊先用[illegible]山甲刮破取搽[illegible]切斷蘸藥擦五日愈

又方　名九薰丹　用上好銅[illegible]二三兩研細將[illegible]好燒酒拌之須不乾不濕塗于粗工[illegible]底內翻轉合地[illegible]以磚墊露一線下以蘄艾薰之候乾[illegible]拌再薰如此九[illegible]少亦要

七次約以青色帶黑爲度然後再研細將燒酒拌做成錠子用時以醋磨搽每日三五次三五日後若覺乾裂以菜油少許潤之七日可愈矣

又方 生半夏三粒 明礬一錢 鳳仙花二[illegible]可朵梗 土大黄根不拘多少

右共搗爛和醋少許先以穿山甲刮碎患處搽上即愈

又方 銀硃 藤黃各一錢 將穀樹汁加搽一二次即愈

又方 川槿皮 海桐皮 尖檳 拌水 苦參 黄栢

白芨各二錢 雷丸一錢五分 楓子 杏仁[illegible]二粒 木鼈四個 用大酒浸七日將穿山甲刮癬少碎以酒搽之即愈

又方 土槿皮二兩 苦參一兩 斑貓一錢[illegible]頭足尾[illegible]黄 土本[illegible]子內三錢

失榔 生礬 生南星各五錢 生半夏三錢 用河水井水大酒各一碗將前六味先浸一宿[illegible]臨煎時入南星半夏

再淥河水井水火酒各一碗[illegible]一炷香時候去[illegible]存性埋
土中七日出火毒否則發疱[illegible]甚不時塗擦
又
方名五黃散　雞脚大黃[illegible]硫黃雄黃　姜[illegible]　藤黃
右各等分為末菜油調塗[illegible]處七日勿洗[illegible]全愈
又
方
硫黃一兩研細蛇床子一兩搽入[illegible]炒末枯全取真起以棄入　礬　枯
礬
炒過花椒衣　樟腦[illegible]斤各五錢銀硃三錢[illegible]鹽三分
右共為細末以生猪板油去[illegible]膜搗如泥調和[illegible]許先將
患處剉碎以手指染藥擦之[illegible]不須多但取滋[illegible]洽後擦
之每日三五次急洽三日即[illegible]效桕油調亦可[illegible]治疥瘡
治
癩疥瘡方　生礬　枯礬[illegible]銀各二錢雄黃三錢[illegible]檳榔五錢
忌火見蛇床子五錢炒斑毛七个炒熟[illegible]糯米同炒不不用先[illegible]水銀放
罐子內即入青鉛二錢候青[illegible]與水銀烊成一[illegible]取起然

後將檳榔研細次將斑毛研再將明礬雄黄研[illegible]以極細
為妙諸藥和勻方入水銀再研用無蠟桕油再研和搽擦
一二次即愈　凡男婦并小兒頭上乳頭上陰囊上俱忌
搽未出痘小兒忌搽

又方　蛇床子　苦參　蕪荑各一兩　雄黄五錢　枯礬一兩錢　硫黄
五錢　輕粉二錢　樟腦二錢　大楓子肉　川椒各五錢　右共為細末
生豬油調擦

汗斑

治汗斑方　白附子　硫黄　蜜陀僧各一兩　右俱為末用生
姜蘸搽三五日即愈

又方　蜜陀僧五錢　硫黄一兩　右研細末醋調煨乎熱搽患處
次日即焦每日搽一次七日內須忌洗浴待其黑色退即

愈矣

治夏月汗斑如疹方　蜜陀僧[illegible]雄黃四錢　右研[illegible]細以姜蘸藥擦之

治痱子方　綠豆粉一兩　滑石五錢　[illegible]粉二錢　右爲細[illegible]以棉蘸藥朴于患處

顧養吾銀海指南治目[illegible]久錫銅[illegible]人[illegible]

明目地黃丸東垣　治腎虛目昏[illegible]

六味加柴胡五味歸身硃砂[illegible]衣

脾腎雙補丸仲淳

人參[illegible]　蓮肉炒　[illegible]烘　山藥[illegible]一斤

五味子蜜蒸　菟絲子各一斤半　[illegible]紅　砂仁[illegible]六兩

車前子米泔浸　巴戟肉甘草汁煮各十二兩　[illegible]豆蔻十兩　補骨[illegible]一斤鹽水浸炒

右為末煉蜜丸如虛而有火或火盛帅熱者去人參肉荳蔻巴戟肉補骨脂

八製保瞳丸　治肝腎兩虧瞳神失守視物不明

枸杞一斤分作八分先用酒潤透一用蜜拌一用炙拌一用青鹽拌一用黑芝蘇拌一用川椒拌一用小茴香拌一用獨活拌一用菖蒲拌加用三錢各炒須不變紅色為佳若變黑色便不效矣

各磨細末稍加煉蜜為桐子大每服二錢

張查山師寄示桑根皮方

用鮮桑根皮刮去青者專取白者用豬板油約三分之一同擣至極柔極潤然後捏成薄餅照瘡大小貼上用棉紙揉軟蓋上用再油紙綢條緊緊紮定膿水多者一日一換少者兩日一換自然皮膚退熱痛定生肌大約一月之內總全愈也

醫師王泰巘少讀書患氣弱以熟地桂圓肉核桃肉搗碎入碗隨多少用

趙寅齋傳此方

陳定宇辨素問祝由

按素問移精變氣論古之治病惟移精變氣可祝由而已注云移移易變改變皆使邪不傷正精神復强而内守也精神内守病安從來是以移精變氣無假毒藥祝説病由不勞鍼石而已新校正本按全元起云祝由南方神是謂以祝由南方神似祝融聲轉為祝由固為缺文礙理以祝為説亦於理不通也書泰誓篇曰祝降時喪孔氏注祝斷也今以祝訓斷謂盡斷絕世受病之由足矣引書注以釋素問頗自謂得一醫者而不然之謂醫家自有祝由科如後世審祝之類以祝為禱祝詛祝之祝其義爲通然禱祝詛祝自是素問之大禁如云拘于鬼神

者不可與言至德。惡於鍼石者。不可與言至巧。注未志意耶。則好祈禱。又曰、是祈禱之說何所施於移精之際。此曰某之禱久矣。古人疾病行禱五祀。乃臣子迫切之至情。豈醫者之事耶。借徒有祝由耳。如符水之類。亦是無知者之所為。安有祝說病由之旨。以文其奸僞耳。注家閱者不書。登此等之誣妄。何足信哉。祝者。訴受病之由。曰與上文移精變氣相照應。轉移自己之精神。變改其所感受陰陽風雨晦明之六氣。而斷絕其受病之由。則其病自已。如病由於寒。則斷其寒氣而發之。病由於熱。則斷其熱而涼之。祝斷其由。所謂拔其本。塞其源。意義豈不顯然明白乎。

周密論和劑藥局　癸辛雜識別集

和劑惠民藥局當時製藥有官監造有官監門又有官藥成分之內外凡七十局出售則又各有監官皆以選人經任者為之謂之京局官皆為異時朝士之儲悉屬之太府寺其藥價比之時直損三之一每歲糜戶部緡錢數十萬朝廷舉以償之祖宗初制可謂仁矣然其弊出百端往往為諸吏藥生盜竊以樟腦易片腦台附易川附囊橐為奸朝廷莫之知亦不能革也凡一劑成則又皆為朝士及有力者所得所謂惠民者元未嘗分毫及民

也。獨著萬勝藥，分賜大臣及邊帥者，雖隸御藥，其實劑局為之。稍精緻者，如寶丹、紫雪膏之類，固非人間所可辦也。若夫和劑局方，乃當時精集諸家名方，凡經試名醫之手，而提領以從官，內臣參校，可謂精矣。然其間差訛者亦自不少。且以牛黃清心丸一方言之，凡用藥二十九味，其間藥味寒熱訛雜，殊不可曉。嘗見一名醫云：此方止是前八味至蒲黃而止，自乾山藥以後凡二十一味，乃補虛門中山芋丸，當時不知緣何誤寫在此方之後，因循不曾改正。今因其說而攷之，信然。凡此之類，必多有之。信乎諸注本草紀細故也。

孫思邈荅盧照鄰問

盧照鄰有疾，問孫思邈曰：高醫愈疾，奈何？荅曰：天有四時五行，寒暑迭居，和為雨，怒為風，凝為雪霜，張為虹蜺，天常數也。人之四支五藏，一覺一寐，吐納往來，流為榮衛，章為氣色，發為音聲，人常數也。陽用其形，陰用其精，天人所同也。失則烝生熱，否生寒，結為瘤贅，陷為癰疽，奔乃喘乏，竭乃焦槁，發乎面，動乎形。天地亦然。五緯縮贏，孛飛流，其危診也。寒暑不時，其烝否也。石立土踊，是其瘤贅；山崩土陷，是其癰疽；奔風暴雨，其喘乏；川瀆竭涸，其焦槁。高醫

道少以筆名殺以殺動重人，而以醫術輔以人事，於將有可念之處，天有可挽之矣。宗吉五子卷之

一解診太素脉者，謂古人云：乙未年有癰疽之症，有知此者病也，吉，當治何病曰，士留五日，求為診。方脉者竟不能為之，乃旌宗師某人某偶訪之，李子到京，乙未年未登第，求診脉于醫。醫向君所嗜何物，答曰：物物皆喫。醫曰：噫，果子否？答曰：甚爱。有某醫某曰：茶之年無有自食。畢，忽嘆息之而向曰：偶醫之而嘆為少和。某答之之，當評醫曰：可喜且要其宗。急然須生癰疽，為之四日向，編身患大瘡，以藥調之而尋愈，其言遂驗。州乙向診脉某向君為肯不妨，某殷云以何業為君病者，云某子病且癰瘡亦醫。某語之，而以何樂某動脉，且呼某子，從者某某宗師而釋曰：不可服此藥。無人乃語之，加某藥數，某癰疽之氣，家作其身瘡亦，其師醫之云。是書馬刊宗。陸賴者集後同卷七

有書藥方之驗者，可傳諸人；得飲食之法者，不可傳諸人，所謂自珍其腹之秦也。蓋傳人以藥方則可衛生，告人以飲食分嗜，傷生者，以所嗜之物告之，而無人有嗜，病得急而為命，徒之滋味，以資其人。醫於是物命，以壞其生，有害於行，當語症之人，氣致而殺人，勝知之用，以其反而得其誤乎。其氣果既漫吉，大

熊氏朋來經說論醫家九藏

古之醫者言九藏，今之醫者言五藏。注家以胃、膀胱、大小腸與心、脾、肝、肺、腎為九藏。然膀胱則小腸也。當是心、脾、肝、肺、腎、膽、大小腸為九藏，則於脉法可通。疏家謂膽、三焦非正府，不在九藏之數，附會注說。今醫家固云三焦無藏，空有名，又云男以藏精，女以繫胞，則三焦即腎之支脉也。膀胱附于小腸，而以膽居九藏之列為得其當。經云參之以九藏之動，即三部九候之法。案脉者，左心、小腸、肝、膽，右肺、大腸、脾、胃，而腎居兩脉尺脉。八藏各二藏同一位，惟腎以一藏居二位，腎有左右二脉，龜蛇二體在焉。宜改正注疏之說，則九藏之法于儒書醫典皆通。

王禕東都事略种世衡傳贊

用兵非戰勝克復之難而養民勞來安集之難譬之疾病之人以藥石攻病人人能之至於節起居飲食愛護元氣使根本牢固精神強明則類多不能故用兵如用藥養民如養元氣世衡繼世為將號有知識所謂能以藥而攻病者至於愛護元氣以固養民之加豈能盡知之哉

李東氏語列誤論醫

夫醫切脉指下能知生死者非天受其性則因積學而致然始或著能木而寡效論者以始能命通也末繆數窮也予曰不然其初屢中喜於積財記憶未衰診理方銳及其久也筋力已疲志怠心勞獲效遂鮮則始能末繆於斯見矣若以數之通塞豈曰知理哉

曹慈山老老恒言目録

曹慈山老老恒言目録

歐陽公嘗刪正黄庭見通考

黄庭在頭中明堂洞房丹田三處

關元在臍下三寸

幽關者兩腎 廬鼻也眉間卻入三寸為丹田 玉池口也 靈根者舌根

舌下為精符 喉嚨為玄雍管

脾横長尺餘覆在太倉之上

黄庭經此外景經也道藏卷首有太上閒居作七言解說身

上有黄庭下有關元前有幽關後有命門噓吸廬外出入丹田審能行之可長存黄庭中人衣朱衣關門壯籥蓋兩扉幽關俠之高魏魏丹田之中精氣微玉池清水上生肥靈根堅固志不衰中池有士服赤朱横下三寸神所居中外相距重閉之神廬之中務修治玄雍氣管受精符急固子精以自治宅中有士常衣絳子能見之可不病横理長尺約其上子能守之可無恙呼噏廬間以自償保守完堅身受慶方寸之中謹蓋藏精神還歸老復壯俠以幽關流下竟養子玉樹令可壯至道不煩不旁迕靈臺通天臨中野方寸之中至關下玉房之中神門戶既是公子教我者明堂四達法海負真人子丹當我前三關之閒精氣深子欲不死脩崐崘絳宮重樓

行作修 蓋作含

十二級宮室之中五采集赤神之子中池立下有長城玄谷
邑長生要眇房中急棄捐搖俗專子精寸田尺宅可治生繫
子長流心安寧觀志流神三奇靈閑暇無事脩太平常存玉
房視明達時念大倉不飢渴役使六丁神女謁閉子精路可
長活正室之中神所居洗心自治無敢汙歷觀五藏視節度
六府脩治潔如素虛無自然道之故物有自然事不煩垂拱
無為心自安體虛無之居在廉閒寂莫曠然口不言恬惔無
為遊德園積精香潔玉女存作道憂柔身獨居扶養性命守
虛無恬惔無為何思慮羽翼以成正扶疏長生久視乃飛去
五行參差同根節三五合氣要本一誰與共之升日月抱珠
懷玉和子室子自有之持無失即欲不死藏金室出月入日
是吾道天七地三回相守升降五行一合九玉石落落是吾

内陽三神可長生七日之五迴相含崐崘之上不迷誤

寶子自有之何不守心曉根帶養華采服天順地合藏精七日之奇吾連相舍崐崘之性不迷誤九源之山何亭亭中有真人可使令蔽以紫宮丹城樓俠以日月如明珠萬歲照照非有期外本三陽物自來內養三神可長生魂欲上天魄入淵還魂反魄道自然旋璣懸珠環無端玉石金籥身完堅載地玄天迫乾坤象以四時赤如丹前仰後卑各異門送以還丹與玄泉象龜引氣致靈根中有真人巾金巾負甲持符開七門此非枝葉實是根晝夜思之可長存仙人道士非可神積精所致和專仁人皆食穀與五味獨食太和陰陽氣故能不死天相既心為國主五藏王受意動靜氣得行道自守我精神光晝日照照夜自守渴自得飲飢自飽經歷六府藏卯酉轉陽之陰藏於九常能行之不知老肝之為氣調且長羅

門作開 非 疑

列五蔵生王光上合三焦道飲漿我神魂魄在中央隨鼻
上下知肥香立於懸雍通神明伏於老門候天道近在於身
還自守精神上下開分理通利天地長生草七孔已通不知
老還坐陰陽天門候陰陽下于嚨喉通神明過華盖下清且
涼入清泠淵見吾形其成還丹可長生下有華盖動見精立
於明堂臨丹田將使諸神開命門通利天道至靈根陰陽列
備如流星肺之為氣三焦起上服伏天門候故道闚離天地
存童子調利精華調髮齒顏色潤澤不復白下于嚨喉何落
〻諸神皆會相求索下有絳宮紫華色隱在華盖通六合專
守諸神轉相呼觀我諸神辟除耶其成還歸與大家至於胃
管通虛無閉塞命門如玉都壽專萬歲將有餘脾中之神舍
中宮上伏命門合明堂通利六府調五行金木水火土為王

上高元炁年益長循護七竅去不祥日月列布陰張陽伏于太陰成其形出于廬下觀小童夕存在神明光出于玄門入無扂

永叔刪正黃庭經序云諸家之異以永和石本為定其云上古有道無仙以自然之道養自然之生不自戕賊夭閼盡其天年此自古聖智之所同也故上智任之自然其次養內以卻疾最下妄意而貪生其言息慮絕欲鍊精氣勤

日月列宿張陰陽二神相得下玉英五藏為主腎㝡尊伏於
大陰藏其形出入二竅舍黃庭呼吸廬間見吾形強我筋骨
血脉盛恍惚不見過清靈恬惔無欲遂得生還於七門飲大
淵道我玄癰過清靈問我仙道與奇方頭戴白素距丹田沐
浴華池生靈根被髮行之可長存二府相得開命門五味皆
至開善氣還常行之可長生存吾言畢矣勿妄傳

永和十二季五月廿四日五山陰縣寫

借翁云右軍所書黃庭經乃漢魏神仙家相傳之法其言
精實非如齊梁道士所造內景黃庭經之浮誕也大抵人
身真受天氣自嚨喉而降下通前陰共有七門謂之廬間
五藏之所居也口受水穀自嚨喉而降下通後陰亦有七
門謂之三焦胃腸之位也養生家以心神腎神交於脾地

約事于內守以養其其術雖本于貪生及其至也尚或可以全形而卻疾猶愈于肆欲逞情以害其生者是謂養內之術至其稱無仙于耆旨託云

殆為萬卿南庄諸公言之與

馬端臨氏謂山林獨善之士以此養生全年固未嘗得罪于名教

其地謂之黃庭。胃與臍相對。黃庭下有闌。胃與胃腸之交闌相對廬間七門。此門最要。呼則闌開而心氣通于腎。噏則闌闔而腎氣達于心。此處開闔呼噏調而通身關節無有不調矣。闌下有丹田。是為精海。神仙家以心腎交而結胎於黃庭。升丹田之精以養之。丹成嬰長至於昇舉。然吾見世之學此者。率中道而敗。蓋此事非離絕人間。屏除七情。故不能專精以致成功。此一病也。神仙不死。此逆天之事。其人無功德於世。何以居不死之壽。故必兼功與行而後成仙。行不足者。功雖專。天所不許。此又一病也。若常人第調攝呼噏。恬憺以安心。戒欲以保腎。羌得無病以盡天年。斯則可矣。

刪正黃庭經序

歐陽脩

無僊子者。不知為何人也。無姓名。無爵里。世莫得而名之。其自號為無僊子者。以警世人之學僊者也。其為言曰。自古有道無僊。而後世之人知有道而不得其道。不知無僊而妄學僊。此我之所哀也。道者。自然之道也。生而必死。亦自然之理也。以自然之道。養自然之生。不自戕賊夭閼。而盡其天年。此自古聖智之所同也。禹走天下。乘四載。治百川。可謂勞其形矣。而壽百年。顏子蕭然臥于陋巷。簞食瓢飲。外不誘于物。內不動于心。可謂至樂矣。而年不及三十。斯二人者。皆古之仁人也。勞其形者長年。安其樂者短命。蓋命有長短。稟之于天。非人力之所能為也。惟不自戕賊。而各盡其天年。則二人之所同也。此所謂以自然之道。養自然之生。後世貪生之徒。為養生之術者無所不至至茹草木服金石吸日月之精光又有以謂此外物不足恃而反求諸内者于是息慮絶欲鍊精氣勤吐納專于内守以養其神其術雖本于貪生及其至也尚或可以全形而却疾猶愈于肆欲稱情以害其生者是謂養内之術故上智任之自然其次養内以却疾最下妄意而貪生世傳黄庭經者魏晋間道士養生之書也其說專于養内多奇怪故其傳之久則易為訛舛今家〻異本莫可考正無僊子既甚好古家多集録古書文字以為玩好之娱有黄庭經石本者迺永和十三年晋人所書其文頗簡以較今世俗所傳者獨為有理疑得其真于是喟然歎曰吾欲曉世以無僊而止人之學者吾力顧未能也吾視世人執奇怪訛舛之書欲求生而反害其生者可不哀哉剏以吾玩好之餘拯

世人之謬惑何惜而不為乃為刪正諸家之異一以永和名本為定其難曉之言畧為注解庶幾不為訛謬之説惑世以害生是亦不為無益若大雅君子則豈取于此

漢藝文志載道家九百九十三篇在諸子畧神僊家二百五卷在方技畧其言道家蓋出于史官歷記成敗存亡禍福古今之道然後知秉要執本清虛以自守卑弱以自持此君人南面之術也合于堯之克攘易之嗛嗛一謙而四益此其所長也及放者為之則欲絶去禮樂兼弃仁義曰獨任清虛可以為名神仙家則言所以保性命之真而游求於其外聊以盪意平心同死生之域而無怵惕於胸中然而或者專以為務則誕欺怪迂之文彌以益多非聖王之所以教也孔子曰索隱行怪後世有述焉吾不為之矣

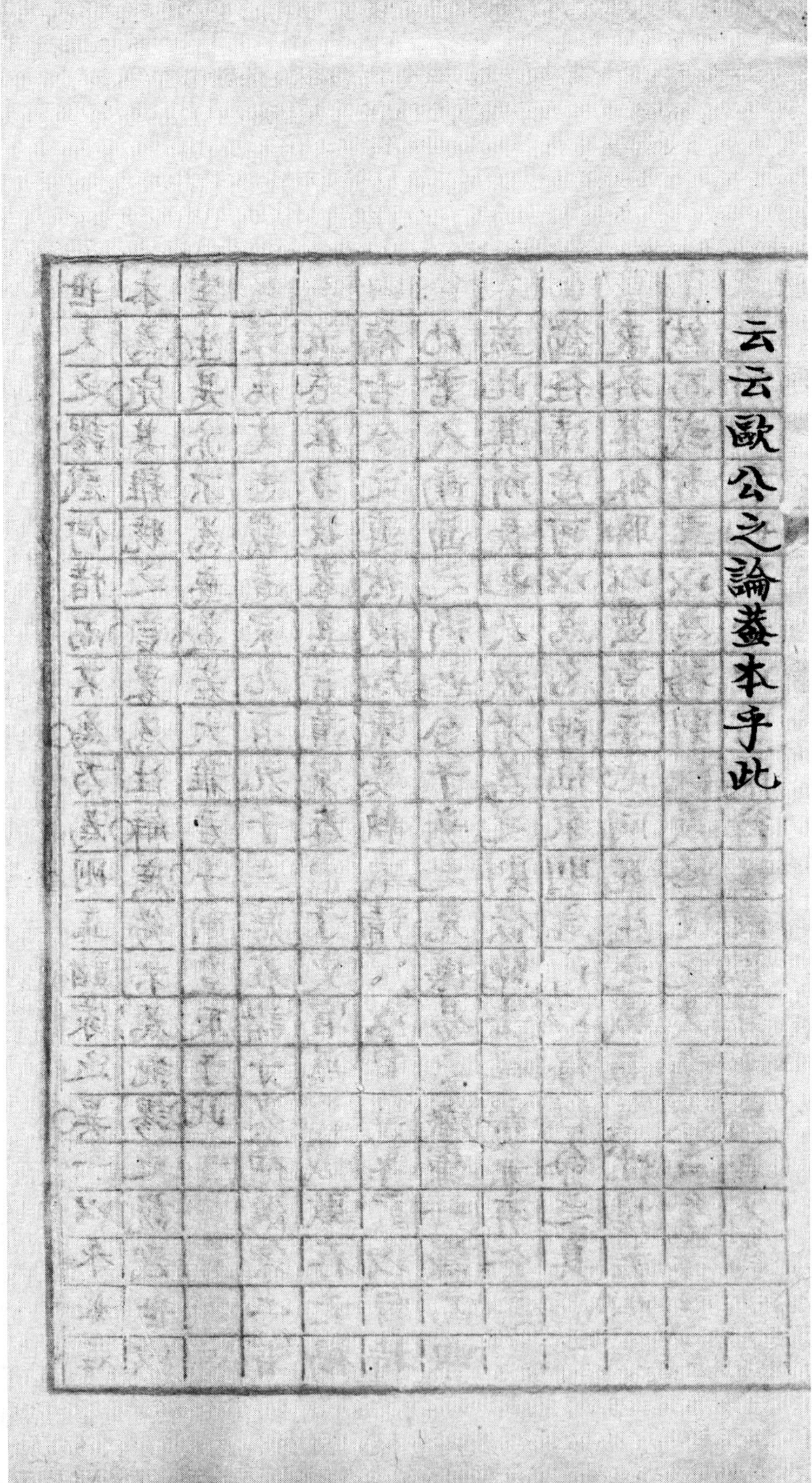

云云歐公之論蓋本乎此

參同契

神仙傳魏伯陽齋會稽上虞人也得古文龍虎上經盡獲妙旨公因約其象著參同契三卷

經文上篇

此言三聖乘龍御天大易之道也

乾剛坤柔配合相包陽稟陰受雄雌相須須以造化精氣乃舒坎離冠首光耀垂敷元冥難測不可畫圖聖人揆度參序元基四者混沌經入虛無六十卦周張布為輿龍馬就駕明君御時和則隨從路平不邪邪道險阻傾危國家君子居其室出其言善則千里之外應之謂萬乘之主處九重之位發號出令順陰陽節藏器俟時勿違卦月屯以子申蒙用寅戌餘六十卦各自有日聊陳兩象未能究悉立義設刑當仁施德逆之者凶順之

者吉按歷法令至誠專密謹候日辰審察消息纖芥不正悔吝為賊二至改度乖錯委曲隆冬大暑盛夏霜雪二分縱橫不應漏刻水旱相伐風雨不節蝗蟲湧沸羣異旁出天見其怪山崩地裂孝子用心感動皇極近出已口遠流殊域或以招禍或以致福或興太平或造兵革四者之來由乎胸臆動靜有常奉其繩墨四時順宜與氣相得剛柔斷矣不相涉入五行守界不妄盈縮易行周流屈伸反覆幽潛淪匿變化于中包囊萬物為道紀綱以無制有器用者空故推消息坎離沒亡言不苟造論不虛生引驗見效較度神明推類結字源理為證

納甲六卦

坎戊月精離巳日光日月為易剛柔相當土旺四季羅
絡始終青赤白黑各居一方皆稟中宮戊巳之功晦朔
之間合符行中混沌洪濛牝牡相從滋液潤澤施化流
通天地神明不可度量利用安身隱形而藏始於東北
箕斗之鄉旋而右轉嘔輪吐萌潛潭見象發散清光昴
畢之上震出為徵陽氣造端初九潛龍陽以三立陰以
八通三日震動八日兌行九二見龍和平有明三五德
就乾體乃成九三夕惕虧折神符盛衰漸革終還其初
巽繼其統固濟操持九四或躍進退道危艮主進止不
得逾時二十三日典守弦期九五飛龍天位加喜六五

十二辟卦

坤承。結括終始。轀養爻子。世為類母。上九亢龍。戰德于野。用九翩翩。為道規矩。陽數已訖。訖則復起。推情合性。轉而相與。循環璇璣。升降上下。周流六爻。難可察睹。故無常位。為易宗祖。朔旦為復。陽炁始通。出入無疾。立表微剛。黃鍾建子。兆乃滋彰。播施柔暖。黎蒸得常。臨爐施條。開路正光。光耀漸進。日以益長。丑之大呂。結正低昂。仰以成泰。剛柔並隆。陰陽交接。小往大來。輻湊于寅。運而趨時。漸歷大壯。俠列卯門。榆莢墮落。還歸本根。刑德相負。晝夜始分。夬陰以退。陽升而前。洗濯羽翮。振索宿塵。乾健盛明。廣被四鄰。陽終于巳。中而相干。姤始紀序。

履霜最先井底寒泉午為蕤賓賓服于陰陰為主人遯去世位收歛其精懷德俟時棲遲昧冥否塞不通萌者不生陰伸陽屈没陽姓名觀其權度察仲秋情任蓄微稚老枯復榮薺麥芽蘖因冒以生剥爛支體消滅其形化氣既竭亡失至神道窮則返歸乎坤元恒順地理承天布宣元幽遠眇隔閡相連應度育種陰陽之元寥廓恍惚莫知其端先迷失軌後為主君無平不陂道之自然變易更盛消息相因終坤復始如循連環帝王承御千載常存御政之首鼎新革故管括微密開舒布寶要道魁柄統化綱紐爻象內動吉凶外起五緯錯順應時

感動四七，乖庚該離，俯仰文昌，統録詰責，台輔百官，有司各典所部。原始要終，存亡之緒。或君驕佚，亢滿違道；或臣邪佞，行不順軌。弦望盈縮，乖變凶咎。執法刺譏，詰過貽主。辰極受正，優游任下。明君布政，國無害道。

中篇此言黃老延命養性長生之道也

將欲養性，延命却期，審思後末，當慮其先。人所稟軀，體本一元，元精雲布，因炁託初。陰陽為度，魂魄所居。陽神日魂，陰神月魄，魂之與魄，互為室宅。性主處內，立置鄞鄂；情主營外，築完城郭。城郭完全，人物乃安。爰斯之時，情合乾坤。乾動而直，氣布精流；坤靜而翕，為道舍廬。剛施而退柔化以滋九還七返八歸六居男白女赤金火相拘拘則水定水五行初上善若水清而無瑕道之形相真一難圖變而分布各自獨居類如雞子白黑相符縱廣一寸以為始初四支五藏筋骨乃俱彌歷十月脫出其胞骨弱可卷肉滑若飴坎男為月離女為日日以施德月以舒光月受日化體不虧傷陽失其契陰侵其明晦朔薄蝕掩冒相傾陽消其形陰凌災生男女相胥含吐以滋雌雄錯雜以類相求金化為水水性周章火化為土水不得行男動外施女靜內藏溢度過節為女所拘魄以鈐魂不得淫奢不寒不暑進退合時各得其

和○俱吐証○符關關雎鳩○在河之洲○窈窕淑女○君子好逑○
雄不獨處○雌不孤居○元武龜蛇○蟠糾相扶○以明牝牡竟
當相須○假使二女○共室○顏色○甚姝○蘇秦通言○張儀合媒○
發辯利舌○奮舒美辭○推心調諧○合為夫妻○弊髮腐齒○終
不相知○若藥物非種○名類不同○分兩參差○失其綱紀○難
黃帝臨爐○太乙執火○八公擣煉○淮南調合○立宇崇壇○玉
為階陛○麟脯鳳腊○把籍長跪○禱祝神祇○請哀諸鬼○沐浴
齋戒○冀有所望○亦猶和膠補釜○以硇塗瘡○去冷加冰○除
熱用湯○飛龜舞蛇○愈見乖張○上德無為○不以察求○下德
為之○其用不休○上閉則稱有○下閉則稱無○無者以奉上○

上有神德居。此兩孔穴法。金氣亦相須。知白守黑。神明自來。白者金精。黑者水基。水者道樞。其數名一。陰陽之始。元含黃芽。五金之主。北方河車。故鉛外黑。內懷黃華。被褐懷玉。外為狂夫。金為水母。母隱子胎。水為金子。子藏母胞。真人至妙。若有若無。髣髴大淵。乍沈乍浮。退而分布。各守境隅。採之類白。造之則朱。煉為表衛。白裏貞居。方圓徑寸。混而相扶。先天地生。巍巍尊高。旁有垣闕。狀似蓬壺。環匝關閉。四通踟躕。守禦密固。閼絕姧邪。曲閣相連。以戒不虞。可以無思。難以愁勞。神氣滿室。莫之能留。守之者昌。失之者亡。動靜休息。常與人俱。內以養已。安靜虛無。原本隱明。內照形軀。閉塞其兑。築固靈株。三光陸沈。溫養子珠。視之不見。近而易求。

下篇 此言聖賢服食飛鼎金丹之道也

惟昔聖賢。懷元抱真。服鍊九鼎。化迹隱淪。含精養神。通德三光。津液腠理。筋骨緻堅。衆邪辟除。正氣常存。積累長久。變形而仙。憂憫後生。好道之倫。隨傍風采。指畫古文。著為圖籍。開示後昆。露見枝條。隱藏本根。託號諸名。覆謬衆文。學者得之。韞匱終身。子繼父業。孫踵祖先。傳世迷惑。竟無見聞。遂使宦者。不仕。農夫失耘。商人棄貨。志士家貧。吾甚傷之。定録此文。字約易思。事省不繁。披列其條○核實可觀○分兩有數○因而相循○故為亂辭○孔竅其門○知者審思○用意觀焉○河上姹女○靈而最神○得火則飛○不見埃塵○鬼隱龍匿○莫知所存○將欲制之○黃芽為根○物無陰陽○違天背元○牝雞自卵○其雛不全○夫何故乎○配合未連○三五不交○剛柔離分○施化之精○天地自然○火動炎上○水流潤下○非有師導○使其然也○資始統正○不可復改○觀夫雌雄○交遘之時○剛柔相糾○而不可解○得其節符○非有工巧○以制御之○男生而伏○女偃其軀○稟乎胞胎○受炁元初○非徒生時○著而見之○及其死也○亦復效之○此非父母○教令其肰○本在交媾○定置始先○太陽流珠○常欲去

人卒得金華轉而相因化為白液凝而至堅金華先唱有頃之間解化為水馬齒瓓玕陽乃往和情性自然迫捉時陰拘畜禁門慈母養育孝子報恩嚴父施令教敕子孫五行錯旺相據以生火性銷金金伐木榮三五與一天地至精可以口訣難以書傳子當右轉午乃東旋卯酉界隔主客二名龍呼於虎虎吸龍精兩相飲食俱相貪便遂相銜嚥咀嚼相吞熒惑守西太白經天殺氣所臨何有不傾貍犬守鼠烏雀畏鸇各得其功何敢有聲不得其理難以妄言竭殫家產妻子飢貧自古及今好者億人訖不諧遇希有能成廣求名藥與道乖殊丹

砂木精。得金乃併。金水合處。木火為侶。四者混沌。列為
龍虎。龍陽數奇。虎陰數偶。肝青為父。肺白為母。腎黑為
子。離赤為女。脾黃為祖。子五行始。三物一家。都歸戊己。
剛柔迭興。更歷分布。龍西虎東。建緯卯酉。刑德並會。相
見歡喜。刑主伏殺。德主生起。二月榆落。魁臨于卯。八月
麥生。天罡據酉。子南午北。互為綱紀。一九之數。終而復
始。含元虛危。播精于子。勤而行之。夙夜不休。伏食三載。
輕擧遠游。跨火不焦。入水不濡。能存能亡。長樂無憂。道成
德就。潛伏俟時。太乙乃召。移居中洲。功滿上升。膺籙受
圖。如審遭逢。覩其端緒。以類相況。揆物終始。五行相尅。

更為父毋母含滋液父主稟與凝精流形金石不朽審專不泄得為成道立竿見影呼谷傳響豈不靈哉天地至象若以野葛一寸巴豆一兩入喉輒僵不得俛仰當此之時周文揲蓍孔子占象扁鵲操鍼巫咸叩鼓安能令甦復起馳走

日與月合則長明性與命合則長生又日在天曰明明者日月之横合在世為易易者日月之從合在人為丹丹者日月之中合此海瓊語也周密浩然齋雅談

李子厚奉云此篇發明易道

參同契箋注

東漢青州從事徐景休著

乾坤者易之門户眾卦之父母坎離匡廓運轂正軸牝牡四卦以為橐籥覆冒陰陽之道猶工御者準繩墨執銜轡正規矩隨軌轍處中以制外數在律歷紀月節有五六經緯奉日使兼併為六十剛柔有表裏朔旦屯直事至暮蒙當受晝夜各一卦用之依次序既未至昧爽終則復更始日辰為期度動靜有早晚春夏據內體從子到辰巳秋冬當外用自午訖戌亥賞罰應春秋昏明順寒暑爻辭有仁義隨時發喜怒如是應四時五行得其序天地設位而易行乎其中矣天地者乾坤之象也

設位者。列陰陽配合之位也。易謂坎離。坎離者乾坤二用。二用無爻位周流行六虛。往來既不定。上下亦無常。易者象也。懸象著明莫大乎日月。日合五行精。月受六律紀。五六三十度。度竟復更始。窮神以知化。陽往則陰來。輻輳而輪轉。出入更卷舒。易有三百八十四爻。據爻摘符。符謂六十四卦。晦至朔旦。震來受符。當斯之際。天地媾其精。日月相撢持。雄陽播元施。雌陰化黃包。混沌相交接。權輿樹根基。經營養鄞鄂。凝神以成軀。衆夫蹈以出。蝡動莫不繇。於是仲尼讚鴻濛。乾坤德洞虛。稽古當元皇。關雎建始初。冠婚氣相紐。元年乃芽滋。聖人不虛生○上觀顯天符○天符有進退○詘伸以應時○故易統天心○復卦建始萌○長子繼父體○因母立兆○丌清息應鍾律○升降據斗樞○三日出為爽○震庚受西方○八日兑受丁○上弦平如繩○十五乾體盛就○滿甲東方○蟾蜍與兎魄○日月氣雙明○蟾蜍視卦節○兎者吐生光○七八道已訖○屈折低下降○十六轉就統○巽辛見平明○艮直于丙南○下弦二十三○坤乙三十日○東北喪其朋○節盡相禪與○繼體復生龍○壬癸配甲乙○乾坤括始終○七八數十五○九六亦相應○四者合三十○陽氣索滅藏○象彼仲冬節○草木皆摧傷○佐陽詰商旅○人君深自藏○象時順節令○閉口不用談○天道甚

浩廣大元無形容虛寂不可觀注廓以消亾謬誤失事
緒言還自敗傷别序斯四象以曉後生盲八卦布列矔
運移不失中元精眇難睹推度效符徵居則觀其象準
擬其形容立表以為範占候定吉凶發號順時令勿失
爻動時上觀天河文下序地形流中稽于人心參合考
三才動則觀卦節静則因彖辭乾坤用施行天地然後
治若夫至聖不過伏羲始畫八卦效法天地文王帝之
宗結體演爻辭夫子庶聖雄十翼以輔之三君天所挺
迭興更御時優劣有步驟功德不相殊制作有所踵推
度審分銖有形易忖量無兆難慮謀作事令可法為世

定是書。素無前識資。因師覺悟之。皓若褰帷帳。瞋目登

高臺。火記六百篇。所趣等不迷。文字鄭重說。世人不熟

思。尋度其源流。幽明本共居。竊為賢者談。曷敢輕為書。

若遂結舌瘖。絕道獲罪誅。寫情著竹帛。又恐泄天符。猶

豫增歎息。俛仰綴斯愚。陶冶有法度。未可悉陳敷。畧述

其綱紀。枝葉見扶踈。

中篇

陽燧以取火。非日不生光。方諸非星月。安能得水漿。二

氣元且遠。感化尚相通。何況近存身。切在于心胸。陰陽

配日月。水火為效徵。耳目口三寶。閉塞勿發通。真人潛

深淵○浮游守規中○旋曲以視聽○開闔皆合同○為丘之樞轄○動靜不竭窮○離氣內禁衛○坎乃不用聰○兊合不以談○希言順鴻濛○三者既關楗○緩體處空房○委志歸虛無無念以為常○証驗自推移○心專不縱橫○寢寐神相抱○覺寤候存亡○顏色浸以潤○骨節益堅强○排却衆陰邪○然後立正陽○修之不輟休○庶氣雲雨行○淫淫若春澤○液液象解氷○從頭流達足○究竟復上升○往來洞無極○怫怫被容中○反者道之驗○弱者德之柄○耕耘宿汙穢○細微得調暢○濁者清之路○昏久則昭明○黄中漸通理○潤澤達肌膚○初正則終修○幹立末可持○一者以掩蔽○世人莫知之○是非歷

臟法○內觀有所思○履行步斗宿○六甲以日辰○陰道厭九一○濁亂弄元胞○食氣鳴腸胃○吐正吸外邪○晝夜不寤寐○晦朔未嘗休○身體日疲倦○恍惚狀若癡○百脈鼎沸馳○不得清澄居○累土立壇宇○朝暮敬祭祠○鬼物見形象○夢寐感慨之○心歡意喜悅○自謂必延期○遽以夭命死○腐露其形骸○舉措輒有違○悖逆失樞機○諸術甚衆多○千條萬有餘○前劫遂黄老○曲折戾九都○明者審厥旨○曠然知有緣○

下篇

胡粉投火中○色壞還為鉛○氷霜得溫湯○解釋成太元○金以砂為主○稟和于水銀○變化緣其真○終始自相因○欲作

服食仙。宜以同類者。植禾當以穀。覆雞用其卵。以類輔自然。物成易陶冶。魚目豈為珠。蓬蒿不成檟。類同者相從。事乖不成寶。燕雀不生鳳。狐兔不乳馬。水流不炎上。火動不潤下。世間多學士。高妙負良才。邂逅不遭遇。耗火亡資財。據按依文說。妄以意為之。端緒無因緣。度量失操持。擣治羌石膽。雲母及礬磁。硫黃燒豫章。泥汞相煉治。鼓下五石銅。以之為輔樞。雜性不同類。安肯合體居。千舉必萬敗。欲黠反成癡。僥倖訖不遇。至人獨知之。稚年至白首。中道生狐疑。背道守迷路。出正入邪蹊。管窺不廣見。難以揆方來。大記不虛作。演易以明之。偃月法鼎爐○白虎為熬樞○汞日為流珠○青龍與之居○舉東以合西○魂魄自相拘○上弦兑數八○下弦艮亦八○兩弦合其精○乾坤體乃成○二道應一斤○易道正不傾○金入于猛火○色不奪精光○自開闔以來○日月不虧明○金不失其重○日月形如常○金本從月生○朔旦日受符○金返歸其母○月晦日相包○隱藏其匡廓○沈淪于洞虛○金復其故性○威光鼎内熺○世人好小術○不審道淺深○弃正從邪徑○欲速閼不通○猶盲不任杖○聾者聽商宫○沒水捕雉兔○登山索魚龍○植麥欲穫黍○運規以求方○竭力勞精神○終年無見功○欲知伏食法○事約而不繁○以金為隄防○水入乃優游○金計

有十五○水數亦如之○臨爐定銖兩○五分水有餘○二者以
為真○金重如本初○其三遂不入○大二與之俱○三物既合
度○變化狀若神○下有太陽氣○伏蒸須臾間○先液而後凝○
號曰黄輿焉○歲月將欲訖○毀性傷壽年○形體為灰土○狀
若明窓塵○擣治并合之○持入赤色門○固塞其際會○務令
致完堅○炎火張于下○晝夜聲正勤○始文使可脩○終竟武
乃陳○候視加謹慎○審察調寒溫○周旋十二節○節〻盡更須
親○氣索命將絕○休死亡魄魂○色轉更為紫○赫然成還丹○
粉提以一丸○刀圭最為神○子午數合三○戊己號稱五○三
五既和諧○八石正綱紀○呼吸相含育○佇思夫為婦○黄土

金之父○流珠水之子○水以土為鬼○土鎮水不起○朱雀為火精○執平調勝負○水盛火消滅○俱死歸厚土○三性既合會○本性共宗祖○巨勝尚延年○還丹可入口○金性不敗朽故為萬物寶○術士服食之○壽命得長久○土游于四季○守界定規矩○金砂入五內○霧散若風雨○熏蒸達四支○顏色悅澤好○髮白皆變黑○齒落止舊所○老翁復丁壯○耆嫗成姹女○改形免世厄○號之曰真人○推演五行數○較約而不繁○舉水以激火○奄然滅光明○日月相薄蝕○常在朔望間○水盛坎侵陽○火衰離晝昏○陰陽相飲食○交感道自然○名者以定情○字者以性言○金來歸性初○乃得稱還丹○吾不

馬氏端臨經籍考引

敢虛說倣效聖人文古託題龍虎黃帝美金華誰南煉秋石玉陽嘉黃芽賢者能持行不肖毋與俱古今道繇一對談吐所謀學者加勉力留念深思惟至要言甚露昭昭不我欺

朱子語録云參同契所言坎離水火龍虎鉛汞之屬只是互換之名其實只是互換之名精氣二者而已精水也坎也龍也汞也氣火也離也虎也鉛也其法以神運精氣結而為丹陽氣在下初成水以火鍊之則凝神丹其說甚異又曰二用無爻位周流行六虛二用者用九用六九六亦坎離也六虛者即乾坤之初二三四五上六爻位也言二用雖無爻位而常周流乎一身而無定所也世有龍虎經云在參同契之先乃隱括參同契之語而為之也

朱子參同契說

按魏書首言乾坤坎離四卦○槖籥之外○其次即言屯蒙六十卦○以見一日用功之早晚○又次即言納甲六卦○以見一月用功之進退○又次即言十二辟卦○以分納甲六卦而兩之○蓋内以詳理月節○而外以兼統歲功○其所取于易以為說者○如是而已○初未嘗及夫三百八十四爻也○今世所傳火候之法○及以三百八十四爻為一周天之數○以一爻直一日○而爻多日少○則不免去其四卦二十四爻○以併二十四氣之至○而漸加焉○已非出于自然胞合之度矣○且當日所用之爻○或陰或陽○初無次第○不知功夫有何分別○又況一日之間○已周三百六十之數○而其一氣所加○僅得一爻○多少重輕○不相權準○及此二十四者○進增微漸○退減暴疾○無復往來循環之勢○恐亦後

朱子參同契說

人以意為之○未必魏君之本指也○竊意此書大要○在于坎離二字○若於此處得其綱領○則功夫之節度○魏君所不言者○自可以意為之○但使不失其早晚之期○進退之度○便可用功○不必一一拘舊說也○故今推得策數一法○似亦齊整○其與爻數之法○雖皆魏君所不言○然此為粗有理也○蓋月以十二卦分之○卦得二日有半○各以本卦之爻○行本爻之策○自八月觀卦以後○至正月泰卦○陽用少○二十八策○陰用老○二十四策○自四月大壯以後○至七月否卦○陽用老○二十六策○陰用少○三十二策○陽即注意運行○陰即放神冥寂○一爻已足○即一開目舒氣○以休息之○十二卦周○即為一月之功○十二月周○即為一歲之運○反覆循環○無有餘欠○其數如左方○

震　一至五

復　一至三半　一陽二十八　五陰百二十　陽生

臨　三半至五　二陽五十六　四陰九十六

卦	
兌	六至十
乾	十一至十五
巽	十六至二十
艮	三十一至二十五
坤	二十六至三十

卦			
泰	六至八半	三陽八十四	三陰七十二
壯	八半至十	四陽百四十四	二陰六十八
夬	十一至十三半	五陽百八十	一陰三十二
乾	十三半至十五	六陽二百一十六	陽極無陰
姤	十六至十八半	一陰三十二	五陽百八十
		陰生	
遯	十八半至二十	二陰六十八	四陽一百四十四
否	二十一至二十三半	三陰九十六	二陽一百八
觀	二十二畢至二十五	四陰九十六	二陽五十六
剝	二十六至二十八半	五陰百二十	一陽二十八
坤	二十八半至三十	六陰一百四十四	陰極無陽

此說。欲與季通講之。未及寫寄。而季通死矣。偶閱舊藁。為之泫然。戊午臘月一十六日

見嵇康幽憤詩

右朱子跋周易參同契考異云伯陽後漢人篇題蓋仿緯書之目詞韵皆古奥雅難通讀者淺聞妄輒更改故比他書尤多舛誤今合諸本更相讐正其閒尚多疑晦未能盡祛姑據所知寫成定本其諸同異因悉存之以備參訂云

空同道士鄒訢

又題袁機仲所校參同契後云予頃年經行順昌憩篔簹鋪見有題煌煌靈芝一年三秀予獨何為有志不就之語於壁者三復其詞而悲之不知題者何人遠與予意會也慶元丁巳八月七日再過其處舊題固不復見而歷指歲月忽忽餘四十年此志真不就矣道閒偶讀此書并感前事戲題絶句鼎鼎百年能幾時靈芝三秀欲何為金丹歲晚無消息重歎篔簹壁上詩晦翁

明胡叔心居仁淳儒者撰述繁蕪謂朱子注參同契陰符經皆不作可也其言絶有見 明史儒林傳

陳定宇月鼎衍義

魏伯陽之書以月之晦朔弦望為丹爐之火候蓋其說曰乾坤易之門户衆卦之父母坎離匡郭運轂正軸牝牡四卦以為橐籥蓋乾坤以人身言之則乾陽在上坤陰在下而一身之陰陽萬物變化終始皆在其間所謂金丹大藥者也然則乾坤其爐鼎與乾坤位乎上下而坎離升降乎其間水也汞也青龍也精也皆屬乎坎火也鉛也白虎也氣也皆屬乎離然則坎離其丹藥與納甲之法乾為望坤為晦震納庚為月之生明而兑納丁為上弦巽納辛為月之生魄而艮納丙為下弦如橐籥鼓鞴之用者也月以五日為一節六節為一周初三日第一節之中月生明之時蓋始受一陽之光而昏見于西方之庚地初八日第二節之中月上弦之時蓋受二陽

之光而昏見于南方之丁地十五日第三節之終月正望之時全受日光而昏見于東方之甲地此自坤而息由震兑而滿于乾前半月也至十六日則第四節之始矣始生下一陰為巽而成魄以平旦沒于西方辛地焉二十三日第五節之中復生中一陰為艮而下弦以平旦而沒于南方丙地焉為三十日為第六節之中全變三陽而光盡體伏于東北之壬地焉此自乾而消歷巽艮而盡于坤後半月也此爐鼎丹藥所資以為一月之火候者與前月之六節既盡而禅于後月則長子繼父復生震卦而震一兑二以極于乾三巽四艮五以極于坤六循環無端而火候與月相為無窮每月之朔震始用事為日月陰陽交感之初于是加修煉之功焉修煉之要安在鼎器歌所謂陰在上陽下奔乃其妙訣也夫陽上陰

下者衆人之所同陰上陽下者真人之所獨煉其氣而陽反下奔養其精而陰反上潤所謂龍從火裏出虎向水中生者也坎離水火鉛汞龍虎雖互換有異名寔只精氣二者而已其法以神運精氣要歸于以火烹水以水滅火凝結而成丹焉夫是之謂内丹内丹成者長生久視後天而老可也其技亦云妙矣證之吾易坤下乾上天地不交之否乾下坤上天地交之泰陰上陽下而成丹與坤上乾下而為泰一也果能致中和則吾身之天地自位吾身之萬物自育其吾聖賢之鼎丹與月不在月吾之方寸虛睛即月也鼎不在鼎吾之巽而耳目聰明即鼎也進乎技矣此非愚言也聞諸空同道士鄒訢者也

胎息伏氣中結氣從有胎中息氣入身中為之生神去離形為之死知神氣可以長生固守虛無以養神氣神行即氣行神住即氣住若欲長生神氣相注心不動念無來無去不出不入自然常住勤而行之是真道路

虛白無仿古

胎息經 幻真先生注

胎息伏氣中結

臍下三寸為氣海，亦為下丹田，亦為元牝。世人多以口鼻為元牝，非也。口鼻即元牝出入之門。蓋元者水也，牝者母也。世人以陰陽氣相感，結於水母，三月胎結，十月形體具而能生人。修道者常伏其炁於臍下，守其神於身內，神炁相合而生元胎。元胎既結，乃自生身，即為內丹不死之道也。

氣從有胎中息

神為炁子，炁為神母，神炁相逐，如形與影。胎母既結，即神子自息，即元炁不散。

氣入身來為之生，神去離形為之死。

西昇經云身者神之舍神者身之主也主人安靜神即居之主人躁動神即去之神去氣散安可得生是以人耳目手足皆不能自運必假神以御之學道養生之人常拘其神以為身主主既不去宅豈崩壞也

知神氣可以長生固守虛無以養神氣

道經云我命在我不在天地天地所患人不能知至道能知而不能行知者但能虛心絕慮保炁養精不為外境愛欲所牽恬淡以養神氣即長生之道畢矣

神行即氣行神住即氣住

所謂意是炁馬行止相隨欲使元氣不離元牝即先拘守至神神不離身炁亦不散自然內實不飢不渴也

若欲長生神氣相注

相注者即是神氣不相離元綱云錙銖陽炁不滅不為鬼纖毫陰炁不盡不為仙元炁即陽炁也食氣即陰氣也常減食節欲使元炁内運元炁若壯即陰炁自消陽壯陰衰則百病不作神安體悦可覩長生矣

心不動念無來無去不出不入自然常住

神之與氣在母腹中本是一體之物及生下為外境愛欲所牽未嘗一息暫歸于本人知此道常泯絶情念勿使神之出入去來能不忘久而習之神自住矣

勤而行之是真道路

修真之道備盡于斯然聖人之言不可忘乎凡胎息用功後關節開通毛髮疏暢即但鼻中微微引氣相從四支百毛孔中出往而不返也後氣續到但引之而不吐也切切

下疑作不

於徐徐雖云引而不吐所引亦不入於喉中微微而散如此内氣亦下流散矣

胎息銘

三十六咽一咽為先吐唯細細納惟綿綿坐臥亦爾行亦坦然戒于喧雜忌以腥羶假名胎息實曰内丹非只治病決定延年久久行之名列上仙

抱朴子云胎息者謂以鼻口呼吸如在胞胎中初學行氣常令入多出少

有物有物胴大可久採乘丹鼎食乘鼎并于丈丸之後鐵鑄有上而臨下夸丈屋中而見受氣應朝光功參夜遍白黃聚而雪惀黃酥凝而金醞轉制不已神超鬼驟金液玉液天年上壽無畜于文訣[illegible][illegible]吊之右見許彥周詩話云蜀帥范觀中麾下得一碑刻文似賦似贊云云後有隱士言是張時陰真人所書鍊丹訣殘雜著于子王碑傍恨未得見所以聊復存之彥周名顗襄邑人

司馬子微坐忘論

惟滅動心，不滅照心；不依一物，而心常住。有事無事，嘗若無心。此謂正定。定不求慧，而慧自生，此謂真慧。慧而不用，心與道冥。久而行之，自然得道。

雲笈七籤

凡行氣之道，當在密室，閉門，安牀暖席，枕高二寸半，正身偃臥，瞑目閉氣，以鴻毛著鼻端，鴻毛不動，經三百息，耳無所聞，目無所見，心無所思，當以漸除之。又云：徐徐引氣出納，則元氣亦不出，如胎息者，鼻中微微通氣往來，到此雖千息亦不倦焉。

春秋繁露

養生之大者在受氣間欲以平意平意以靜神靜神以養氣

陶隱居荅朝士訪仙佛兩法體相書

凡質氣所結不過形神形神合時則是人是物形神若離則是靈是鬼其非離非合佛法所攝亦離亦合仙道所依

貞白真靈位業圖序云野夫出朝廷見朱衣必令史白驢入中國呼一切為參軍又本草序云藥性所主當以識之相因不尒何由得聞至于桐雷乃著在于篇簡此書應與素問同類但後多更修飾之尒又桐經序云董賢甫在弱冠便位過三公賞畢于國而裁出三十身權家破馮唐稽穿郎署揚雄壁立高閣而

並至白首此皆偏有得也又題所居壁云夷甫任散誕平叔坐談空不意昭陽殿化作單于宮又答虞中書書云徒事累可銷而髮容難待此數則語皆有意本傳言其顧惜光景老而彌篤又慕張良之為人云

道家元氣論

氣運息調榮枝葉也性清心悅開花也固精留胎結實也

抱朴子述先師口訣

始青之下月與日兩半同昇合成一出彼玉池入金室大如彈丸黃如橘中有嘉味甘如蜜子能得之謹勿失既往不追身將滅純白之氣至微密昇于幽闕三曲折中丹煌煌獨無匹立之命門形不卒淵乎妙矣難致詰

朱晦菴調息箴

鼻端有白。我其觀之。隨時隨處。容與猗移。靜極而噓。如春沼魚。動極而翕。如百蟲蟄。氤氳闔闢。其妙無窮。孰其尸之。不宰之功。雲臥天行。非予敢議。守一處和。千二百歲。

尹真人服元氣法

氣海與腎水相連。水歸於海。故名。心為南方丙火。既知氣海。以心守之。併去外想。閉氣于海。以手於臍下候之。如動於掌下。兼以目下注。如此久久。鼻中喘息都無出入。初用意時。勿令至心肺。至則心悶抑塞。不能下照者。是心守海也。

後漢人得道陰長生詩三篇

維予之先佐命唐虞爰逮漢世青紫重紆予獨好道而為匹夫馳放五經遨戲仙都入火不灼蹈波不濡高尚素志不事王侯貪生得生亦又何求超迹蒼霄乘飛騖浮遊逍遙太極何慮何憂顧閔羣愚與我為仇年命之逝如彼波流奄忽未幾泥土為儔

走索死不肯暫休予之聖師體道知真昇騰變化松喬為鄰惟予同學一十二人寒苦求道歷廿年中多怠惰志行不堅身投幽壤何特可還痛乎諸子命也自天天不妄授道必歸賢忽為將來勤加精研嗟亦流俗富貴所牽神丹一成昇

攷天成為梁貞陽侯淵明建元尋遜位于敬帝此云四年不知其它尚有此年否也

彼九天壽同三光何但億年
維予垂髮少好道德弃家隨師辟世自匿卅餘年名山
之側寒不違衣饑不暇食思不敢歸勞不敢息奉事聖
師承顏悅色面垢足胝乃見哀識遂傳要訣恩深不測
妻子延年咸享無極黃白已成貨財千億役使鬼神玉
女侍側　要　艾東西乘翼予得度世神丹之力

忠州丰都山仙都觀朝金殿西壁有天成四年入書
陰真君詩三章余同年許少張以為真漢人文章也
以予考之信然因試生筆偶得佳紙為鈔此詩以與
王瀘州補之之季子觀陰君所學宗晁法耳循須擇
師勤苦如是乃能得之何況千載之後尚友古人求
知道德之工窣者乎紹聖四年四月丙午黔中禪月
棲中書

東坡居士辨道歌

北方正氣名祛邪，東郊西應歸中華，離南為室坎為家。
先凝白雪生黃芽，黃河流駕紫河車，水精池產紅蓮花。
赤龍騰霄驚盤蛇，姹女含笑嬰兒呀，十二樓臺靈泉窪。
華池玉液陰交加，予馳午前無定差，三田聚寶真生涯。
竅精鳳髓塡谿谺，天地駭有鬼神嗟，一丹休別內外砂。
長修久餌須升遐，腸中澄結無餘粗，俗骨變換顏如葩。
哀哉世人爭齒牙，指僞為真正為哇，輕肥甘美形驕奢。
譎詭詐妄言矜誇，游魚在網兔在罝，一氣頓盡猶嘔啞。
餘生所託誠棲槎，九原枯髀如亂麻，胡不割衆如鏌鎁。

空與利名交撐拏胡不讓霜如文驕可惜貪愛相浸淫
真心道意非不嘉餐金聞活非虛譁何須橫議相疵瘕
衆口並發鳴羣鴉安知聚散同魚蝦自纏如繭居如蝸
目懷瞋喜甘籠箠其去死地猶獵豭吾恨尔見有所遮
海波或至驚井蛙烏輪即晚蟾影斜吾時俱覩超雲霞

贈陳守道

一氣混淪生復生有形有心即有情共見利欲飲食事
各有爪牙頭角爭爭時怒發霹靂火險處直在嶔巇坑
人偽相加有餘怨天真喪盡無純誠徒自取先用極力
誰知所得皆空名少微處士松柏寒蓬萊真人冰玉清

山是心兮海為腹。陽為神兮陰為精。渴飲靈泉水。飢食玉樹枝。白虎化坎青龍離。鎖禁姹女闗嬰兒。棲臺十二紅玻璃。木公金母相東西。純鉛真汞星光輝。烏升兔降無年期。停顏却老只如此。哀哉世人迷不迷。

次韻子由清汶老龍珠丹

天公不觧防癡龍。玉函寳方出龍宫。雷霆下索無處避。逃入先生衣袂中。先生不作金椎袖。玩世徜徉隱屠酒。夜光明月空自投。一鍛何勞緯蕭手。黄門寡好心易足。荆棘不生梨棗熟。元珠白璧兩無求。無脛金丹來入腹。區區分別笑樂天。那知空門不是仙。

本集寄子由龍虎坎離説云龍者汞也精也血也出于腎而肝藏之坎之物也虎者鉛也氣也力也出于心而所生之離之物也世人不學道其龍常出于水故龍飛而汞輕虎常出于火故虎走而鉛枯順此者死逆此者仙故真人之言曰五行顛倒術龍從火裏出五行不順行虎向水中生蓋離者麗也著物而見火之性也吾寂然無所引于外大無所麗則將焉往水其所妃也勢必從之坎着陷也物至則受水之性也而况妃乎水火合則火不炎而水自上所謂龍從火裏出龍出于火則龍不飛而汞不乾汞下入口滿而後燕仍以空氣送至下丹田久則化而為鉛所謂虎向水中生也又云青龍屬東白虎屬西此其正也更歷分布者青龍建緯于酉白虎建緯于卯刑德並會而龍虎歡喜顛倒相見以主生為德若龍東虎西定位各居自生自旺則二物相競以主殺為刑又有續養生論其説畧同云

十一月九日夜夢與人論神仙道術因作一詩八句既覺頗記其語録呈子由弟後四句不甚明了

今足成之耳

析塵妙質本來空。更積微陽一線功。照夜孤燈常耿耿。閑門千息自濛濛。養成丹竈無烟火。點盡人間有暈銅。寄語山神停伎倆。不聞不見我何窮。

海上道人傳以神守氣訣

但向起時作。還于作處收。蛟龍莫放睡。雷雨直須休。要會無窮火。常觀不盡油。夜深人散後。惟有一燈留。

山谷題跋云。東坡先生好道術。聞輒行之。但不久又棄去。嘗有海上道人評東坡云。真蓬萊瀛洲方丈謫仙人也。

真一酒歌 并引

布筭以步五星○不如仰觀之捷○吹律以求中聲○不如耳齊之審○鉛汞以為藥○策易以候火○不如天造之真也○是故神宅空○樂出虛○蹁蹮者以氣升○孰能推是類以求天造之異藥乎○於此有物○其名曰真一○遠游先生方治此道○不飲不食○而飲此酒○食此藥○居此室○亦竊其一二○故作真一之歌○其詞曰○

空中細莖插天芒○不生沮澤生陵岡○涉閱四氣更六陽○森然不受螟與蝗○飛龍御月作秋涼○蒼波改色屯雲黃○天旋雷動玉塵香○起溲十裂生月光○跏趺牛噍安且詳○動摇天關出瓊漿○壬公飛空丁女藏○三伏遇井了不嘗○

釀為真一和而莊○三杯儼如侍君王○湛然寂照非楚狂○
終身不入無功鄉○

黄庭經賛 并叙

余既書黄庭内景經以贈葆光道師而龍眠居士復為作經相其前而畫余二人像其後筆勢儁妙遂為希世之寳嗟歎不足故復賛之曰

太上虛皇出靈篇黄庭真人舞胎仙○髯着兩鄉相後先○
北妙俠侍清且妍○十有二神服鋭堅○巍巍堂堂人中天○
問我何修果此緣○是心朝空夕了然○恐非其人世莫傳○
殿以二士蒼鵠騫○南随道師居山淵○山人迎笑喜我還○

問誰遣化老龍眠

和子由次月中梳頭韻

夏畦流膏白雨翻，北牕幽人臥羲軒。風輪曉長春筍節，

露珠夜上秋禾根。或為予言草木之長常在昧明間，早作而伺之，乃見其拔起數寸，竹筍尤甚。又夏秋之交，稻方含秀，黃昏月出，露珠起于其根，纍纍然忽自騰上，若有推之者，或入于莖心，或垂于葉端，稻乃秀實。驗之信然。此二事與子由養生之說契，故以此為寄。從来白髮有公道，始信

丹經非妄言。此身法報本無二，他年妙絕無形魂。傳燈錄有形神俱妙者，乃不復有解化之事。

子由原詩：水上有車車自翻，懸流如線垂前軒。霜蓬已枯不再綠，有客勸我拔其根。枯根一去紫茸茁，珍重已試幽人言。紛紛華髮不足道，當返六十過去兔棲。子由用道士言拔去白髮百餘莖，以真水火養之，遂不復生。

蟓同蟻

山谷黃庭畫贊

君誦黃庭內外篇，本欲洗心不求仙。夜視片月墮我前，黑氣剝盡朝日鮮。一暑一寒久自堅，體中風行上通天。亭亭孤立孰旁緣，至哉道師昔云然。既已得之戒不傳，知我此心未虧騫。指我嬰兒藏谷淵，言未絕口行已旋。我記其言夜不眠。

子昂題黃素黃庭詩

琴心玉文洞玄玄，金紐朱鎖乃汝傳。子能得之可長年，黃素縝栗完且堅。橫理如髮約兩邊，從有赤道如朱絃。文在其間走玄蟓，飛雲卷舒相終始。大道甚夷非力使

無為自然有至理誰能精專換骨髓掃除俗塵不瑕穢
目中有神乃識真白玉為軸裝車輪裹以天上翠織成
仙人樓居儼長生鸞鶴翔舞猨猱輕子能寶之慎勿驚
宮室之中夜自明上清真人楊與許焚香請齋接神女
手作此書留下土千年流傳子為主東方蒼龍右白虎
慮不予求貪不與

俞紫芝跋子昂黃庭內景經云趙文敏書得二王正傳本朝推為第一故人間片紙隻字爭售而不可得此卷乃友人楊仲廣所藏為前年兵燹散落民間裂失一百九十四字最後復得歸命余補之羈留齋頭兩載疾臨數紙其神韻終莫能追也然一展閱間不免如小巫見大巫耳 至正十八年九月三日俞和識

老子西昇經

經序云老子體自然而然生乎太元之先起乎無因經歷天地終始不可勝載又云開闢以前復下為國師代代不休人莫能知之匠成萬物不言我為玄之德也故衆聖所共尊玄妙經云自開闢以來六天主化三道臨正帝帝為師天皇時為師號曰玄元授天皇經地皇時為師號曰皇老授地皇經人皇時為師號曰玉父授人皇經化胡經云伏犧時為師號曰鬱華子作元陽經神農時為師號曰大成子作太一九精經祝融時為師號曰陳預子作按摩通精經黃帝時為師號曰廣成子作道成經顓頊時為師號曰元陽子作微言經帝嚳時為師號曰録圖作黃庭經帝堯時為師號曰務成子作政事經帝舜時為師號曰尹壽子作道德經夏王禹時為

師號曰李子作德戒經又作元陽經殷王成湯時為師号曰錫壽子作道元經玄妙經云自老君生則受太上重任帝帝出為國師至于周興復託神李母因李母晝臥夢大星流光竟天入口中以漸吞盡自覺體重有身七十二年逍遙李樹之下剖左腋而生神光遠照指李樹曰以此為我姓遂為周師即今亳州老君廟是所生之地其地左帶靈溪右環渦水中有九井泉水相通周文王時為柱下史周武王時為守藏史周幽王時三川震岐山崩伯陽父曰周亡矣及十年經序云時衰大道不行蓋此時也于時退仕宅於北部山上經序云太歲癸丑五月壬午去周西度關關令尹喜預瞻見紫雲西邁知有道人當度仍齋潔燒香想見道真以其年十二月廿五日老子度關喜迎設礼稱弟子函谷關文始傳云老君

乘青牛薄板車徐甲為御関令請老君至宅行弟子礼甲為女人惑亂心生退轉乃索雇錢太玄生符從口出即化為枯骨老君愍之以符還生如故喜具為說甲叩頭礼謝尹喜作礼曰願天尊大人為我著書得奉而脩焉老子以廿八日中作道德二篇喜拜受道言畢請從老子曰子千日長齋誦經萬遍於成都市青羊之肆尋吾乃可得矣乃騰空而去尹喜奉教誦經萬徧千日之後身飛行耳洞聽目洞視飲食自然入火不灼蹈水不溺七祖化生蓮花之中魔王官屬承受教命役御飛龍師子使門守衛喜三年後乃往城都市門青羊肆尋老子經九日見一人買青羊乃問曰子何故日日買青羊人曰吾家有貴客好畜青羊故使我買之喜曰吾與客有舊期於此子為我達之喜以珍寶獻使人使人如其言白之

老子曰令前老子生蓮華座問喜曰汝三年讀經何得何失喜拜具以事白老子將喜東遊千乘萬龍躡虛而往將喜觀天池無崖之泉其中蓮華高十丈四面皆玉樹成行真人游時各各生蓮花之上將喜朝太上於玉京玄都金城玉闕七寶宮室出諸天上甚杳杳冥冥清遠矣喜遂禮闕下四拜太上遣繡衣使者宣命賜藥拜謝辭訖始將喜下化西戎八十一國始自大秦終于罽賓

裴度

元和十五年歲次庚子閏正月甲辰朔三日丙午持平記

陰符經　趙孟頫寫本

觀天之道執天之行盡矣天有五賊見之者昌五賊在心施行于天宇宙在乎手萬化生乎身天性人也人心機也立天之道以定人也天發殺機龍蛇起陸地發殺機星辰隕伏人發殺機天地反覆天人合發萬化定基性有巧拙可以伏藏九竅之邪在乎三要可以動靜火生於木禍發必剋姦生於國時動必潰知之脩鍊謂之聖人天生天殺道之理也天地萬物之盜萬物人之盜人萬物之盜三盜既宜三才既安故曰食其時百骸理動其機萬化安人知其神而神不知不神而所以神日月有數大小有定聖功生焉神明出焉其盜機也天下莫能見莫能知君子得之固窮小人得之輕命瞽者善聽聾者善視絕利一源用師十倍三返晝夜用師萬倍

心生於物死於物機在目天之無息而大恩生迅雷烈風莫不蠢然至樂性餘至靜則廉天之至私用之至公禽之制在氣生者死之根死者生之根恩生於害害生於恩愚人以天地文理聖我以時物文理哲

又一本褚寫大唐永徽五年歲次甲寅正月初五日奉

旨造尚書右僕射監修國史上柱國河南郡臣褚遂良

奉旨寫一百卌卷

黃庭經

上有黃庭下有關元前有幽闕後有命門噓吸廬外出入丹田審能行之可長存黃庭中人衣朱衣關門壯籥蓋兩扉幽闕俠之高巍巍丹田之中精氣微玉池清水上生肥靈根堅固志不衰中池有士服赤朱橫下三寸神所居中外相距重閉之神廬

出輿入輦命曰蹷痿之機洞房清宮命

皓齒蛾眉命曰伐性之斧甘脆肥濃命

此三十二字吾當書之門窗几席縉紳盤

之寢食念之元豐三年十一月雪堂書 東坡

九轉丹砂鑄鐵成金而漢循
吏鑄頑成仁　山谷江西道院賦
知微者無在其頭求福者祿
識其顯

木之彬彬詩序

尹真人服元氣法云氣海者與腎水相連水歸於海故名氣海心為南方丙丁火既知氣海以心守之併去外想閑氣于海以手於臍下候之如動於掌下無以目下注如此久久鼻中喘息都無出入初用意時勿令至心肺至則心悶抑塞不能下照者是心守海也

子瞻次劉湜峽山寺詩末云便回爇天燄長作照海燭又自注云黃魯直寄詩云蓮花含裏一寸燭牡馬海中燒百川魯直近蓋有得也